BENNI GRAMS

# TRAIN LIKE A NINJA

**Bibliografische Information der Deutschen Nationalbibliothek**
Die Deutsche Nationalbibliothek verzeichnet diese Publikation in der Deutschen Nationalbibliografie. Detaillierte bibliografische Daten sind im Internet über https://dnb.de abrufbar.

**Für Fragen und Anregungen**
info@m-vg.de

**Wichtige Hinweise**
Dieses Buch ist für Lernzwecke gedacht. Es stellt keinen Ersatz für eine individuelle medizinische Beratung dar und sollte auch nicht als solcher benutzt werden. Wenn Sie medizinischen Rat einholen wollen, konsultieren Sie bitte einen qualifizierten Arzt. Der Verlag und der Autor haften für keine nachteiligen Auswirkungen, die in einem direkten oder indirekten Zusammenhang mit den Informationen stehen, die in diesem Buch enthalten sind.

Ausschließlich zum Zweck der besseren Lesbarkeit wurde auf eine genderspezifische Schreibweise sowie eine Mehrfachbezeichnung verzichtet. Alle personenbezogenen Bezeichnungen sind somit geschlechtsneutral zu verstehen.

Originalausgabe
1. Auflage 2024

Türkenstraße 89
80799 München
Tel.: 089 651285-0



Redaktion: Simone Fischer
Umschlaggestaltung: Karina Braun
Umschlagabbildung: Thomas Fähnrich
Abbildungen im Innenteil: Thomas Fähnrich, außer: Laura Stm – Staudenmaier (www.laurastm.com): 19; Michael Hurni: 60; privat: 6, 9, 11, 18, 21, 25, 27, 37, 47, 134, 145, 176; AdobeStock/Keitma: 14; /peopleimages.com: 34; /BullRun: 42
Models: Benni Grams und Ada Theilken
Layout und Satz: Bernadett Linseisen (schere.style.papier), München
Druck: Florjancic Tisk d.o.o., Slowenien
Printed in the EU

ISBN Print 978-3-7423-2717-8
ISBN E-Book (PDF) 978-3-7453-2490-7
ISBN E-Book (EPUB, Mobi) 978-3-7453-2489-1

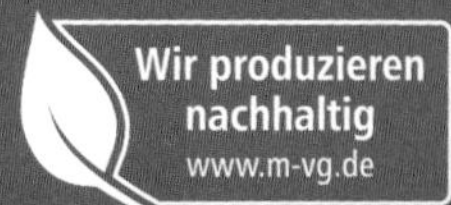

BENNI GRAMS

# TRAIN LIKE A NINJA

**HANGELN ▸ KLETTERN ▸ SPRINGEN**

Werde fit wie ein Warrior und überwinde jedes Hindernis

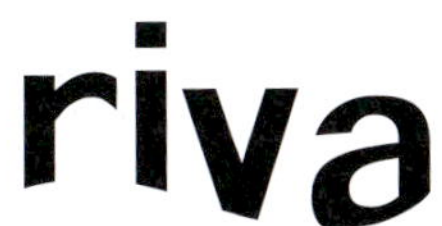

# INHALT

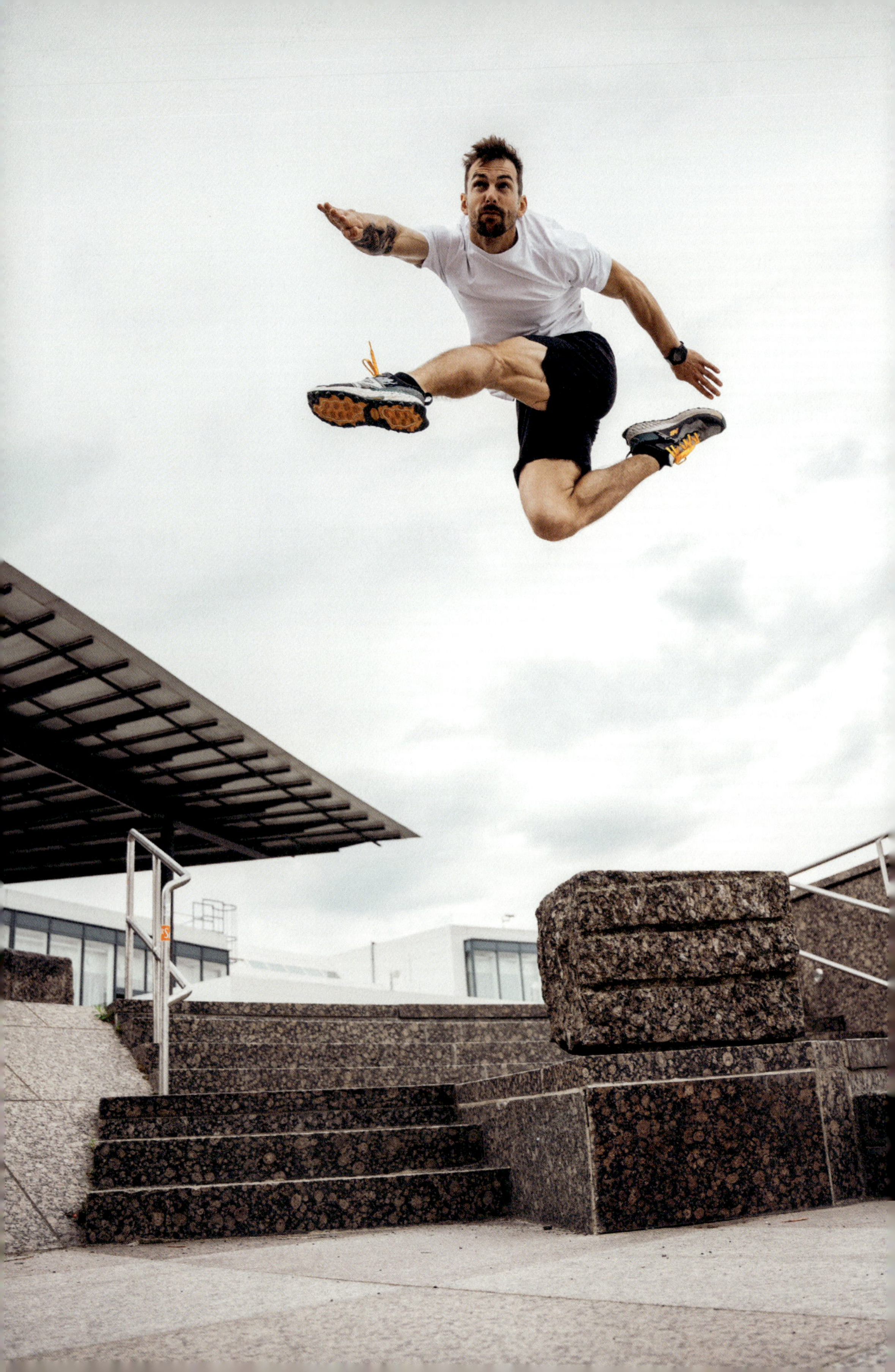

# VORWORT

Willkommen auf einer Reise, die sowohl deine körperliche Fitness als auch dein mentales Wohlbefinden transformieren kann. Ich bin Benni Grams, und ich möchte dich durch die faszinierende Welt des Ninja-Trainings führen – eine Welt, die meine eigene Lebensweise grundlegend verändert hat.

Seit meiner Jugend, als ich mit 13 Jahren zum ersten Mal Parkour begegnete, hat die Bewegung mein Leben geprägt. Diese frühe Leidenschaft für das Überwinden von Hindernissen hat mich nicht nur körperlich, sondern auch mental stärker gemacht. Dadurch und durch meine Erfahrungen in TV-Shows wie *Ninja Warrior* oder *Catch!* habe ich gelernt, dass die Prinzipien des Parkour- und Ninja-Trainings weit über den sportlichen Kontext hinausgehen und eine solide Grundlage für ein aktives und gesundes Leben bieten können.

In diesem Buch teile ich nicht nur Trainingsmethoden, sondern auch die mentalen Ansätze, die mir geholfen haben, meine Grenzen immer wieder neu zu definieren. Es ist mir wichtig, dass das Training Spaß macht und Freude bereitet. Denn die Freude an der Bewegung und der stetige Drang, mich zu fragen »Warum tue ich das?«, haben mir geholfen, eine tief verwurzelte Motivation und eine positive Lebenseinstellung zu entwickeln.

Ich lade dich ein, gemeinsam mit mir die Vielseitigkeit des Ninja-Trainings zu entdecken. Ob du bereits sportlich aktiv bist oder gerade erst beginnst, dich für Bewegung zu interessieren – die Techniken und Geschichten in diesem Buch sind dazu gedacht, dich zu inspirieren, zu motivieren und dir als Wegweiser zu dienen. Du wirst lernen, wie du deine körperlichen und mentalen Fähigkeiten durch gezielte Übungen, bewusste Zielsetzung und die Freude am Überwinden von Hindernissen verbessern kannst. Ich erkläre dir die grundlegenden Elemente des Ninja-Trainings und teile zusätzlich persönliche Geschichten und spannende Momente meiner Teilnahmen bei *Ninja Warrior*. Damit möchte ich dir zeigen, wie tiefgreifend diese Trainingsansätze unser Leben beeinflussen können.

Begleite mich auf diesem spannenden Weg und lass uns gemeinsam unsere Grenzen erkunden und überschreiten. Ich wünsche dir ganz viel Spaß, tolle Erkenntnisse und vor allem Freude auf dieser Reise.

***BENNI***

# EINFÜHRUNG

Mein Weg zu *Ninja Warrior* begann eigentlich ganz simpel. Schon seit meiner Kindheit war ich fasziniert vom Klettern, von Hindernissen und nicht zuletzt von den Jackie-Chan-Filmen und von den *3 Ninja Kids*. Ich wollte sein wie sie, und ich wollte klettern und springen wie Jackie Chan. Also trainierte ich seit 2006 für die nächsten Jahre so gut wie jeden Tag Parkour. Die Frage, ob ich trainieren gehe, stellte ich mir irgendwann gar nicht mehr, die einzige Frage war: »Wann und wo trainiere ich heute?«. So nutzte ich in meiner Schulzeit auch öfter mal die Pausen, um von Stein zu Stein zu hüpfen, um den Präzisionssprung zu üben, und konnte die anderen lachen und sagen hören, warum ich da wie ein Frosch auf den Steinen herumhüpfe. Doch damit baute ich mir schon früh ein starkes Fundament an Grundlagentechniken, die ich mit ständiger Wiederholung festigte – zur sogenannten Repetition kommen wir später im Buch noch.

Bereits zehn Jahre Parkour-Erfahrung hatte ich hinter mir, als ich erfuhr, dass *Ninja Warrior* nach Deutschland kommt. Ein Freund hatte mir davon erzählt, also bewarb ich mich, ging durch das Casting und war dabei. Da die Show in Deutschland noch ganz neu war und niemand so recht wusste, was zu erwarten war, war meine Erwartungshaltung klar und einfach: »Das ist doch alles kein Problem. Hangeln, klettern, springen – das mache ich doch schon seit zehn Jahren auf der Straße, und schon als Kind kletterte ich im Kindergarten über Zäune, nur um zu beweisen, dass es geht.« Mein Ziel bei der ersten Teilnahme war also klar: Ich wollte so schnell wie möglich durch den Parcours, weil ich es für selbstverständlich ansah, das zu schaffen. Das gelang mir in der ersten Runde auch sehr gut. Mit fast einer Minute Vorsprung erzielte ich die Bestzeit. Doch im Halbfinale, der zweiten Runde, wurde mir meine Schnelligkeit zum Verhängnis. Ausgerechnet an einem Balance-Hindernis, den sogenannten Chaosbällen, verfehlte ich einen Ball und stürzte ins Wasser – das Aus für mein erstes Jahr bei *Ninja Warrior.* Natürlich ließ ich es mir nicht nehmen, im folgenden Jahr wieder teilzunehmen. Diesmal schaffte ich es neben Moritz Hans und René Casselly unter die Top Drei. Im darauffolgenden Jahr war ich noch unter den Top Vier. Bis zu diesem Zeitpunkt empfand ich den Parcours als anspruchsvoll, aber gut machbar.

Doch mit den Jahren verlagerte sich mein Training und das Niveau wurde immer höher. Im Laufe der Jahre durfte ich auch an weiteren Formaten wie dem *Vier-Nationen-Special*, *Team Ninja Warrior* und *Ninja Allstars* teilnehmen und fungierte als Coach bei *Ninja Kids*. Immer wieder stellte ich mir die Frage, was genau den Erfolg in der Show ausmacht. Die Antwort variierte, denn sie hängt von vielen Faktoren ab – natürlich spielt die körperliche Fitness eine Rolle, ebenso die Fähigkeit, sich blitzschnell auf neue Hindernisse und Bewegungsmuster einzustellen. Aber entscheidend ist auch, wie man mit Nervosität umgeht. Wenn man bei der Produktion ist, befindet man sich in einem Ausnahmezustand, den die meisten nicht kennen. Der Parcours sieht gigantisch aus, wenn man davor steht. Gedimmtes Licht und Nebel in der Halle, überall Kameras und schemenhafte Gestalten dahinter, Tausende Augen, die einen beobachten. Dazu kommt noch die Erwartungshaltung von Freunden, Familie, die man nicht enttäuschen will, und natürlich auch die Erwartungshaltung an sich selbst. Diese Summe von Faktoren kann leicht zu einer Unsicherheit und Fehlern führen, sie kann aber auch Kraft geben und motivieren. Es ist nicht einfach, den Fokus zu bewahren, aber durchaus möglich.

Doch der Show-Aspekt ist nur ein Teil des Ganzen – das Wesentliche ist das Training, und das beginnt viel früher. Ich habe für dich grundlegende Elemente herausgefiltert, die ein starkes Fundament an Kraft und Dynamik aufbauen, sodass du dich optimal auf den Ninja-Sport vorbereiten kannst. In den folgenden Kapiteln geht es daher nicht nur um spezielle Techniken, die du zum Überwinden von Hindernissen benötigst, sondern ebenfalls um die grundlegende körperliche und mentale Basis, die du dir schaffen kannst. Zudem möchte ich betonen, dass die beschriebenen Methoden nicht ausschließlich für den Ninja-Sport gelten. Durch die Ansätze und Routinen, die du kennenlernen wirst, kannst du deinen Körper fit und dynamisch halten – für ein aktives Leben voller Bewegung und Freude.

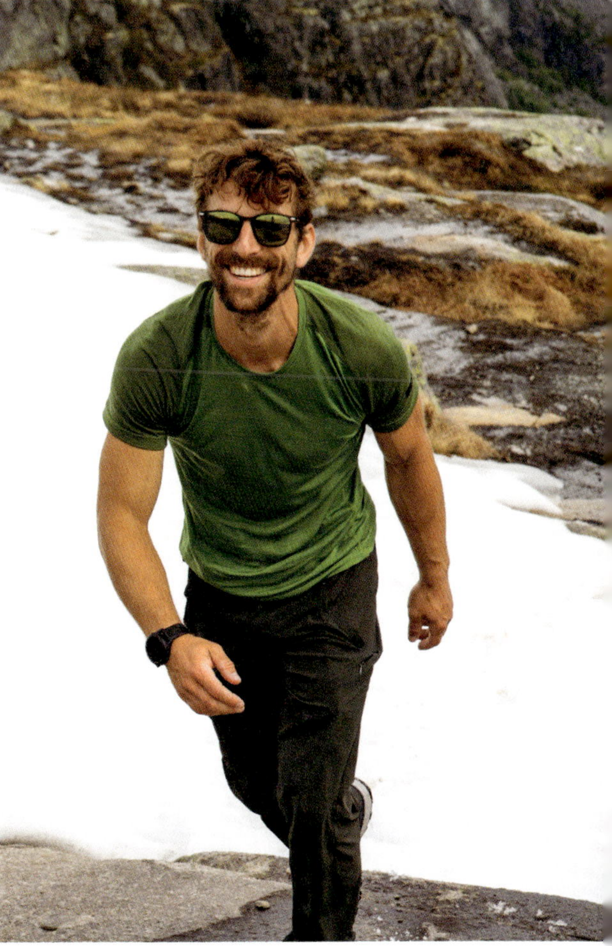

Ein fitter Körper ermöglicht dir Spaß an der Bewegung.

# BEVOR DU LOSLEGST

Ein Punkt, der mir besonders wichtig ist: Es gibt nicht die eine perfekte Trainingsmethode, nicht das eine Geheimrezept, das universell funktioniert. Es ist entscheidend, herauszufinden, was für dich selbst funktioniert, was aktuell das Richtige für dich ist. Und wie findest du dies am besten heraus? Richtig, indem du mit Offenheit und einem Hauch Neugier die Dinge ausprobierst. Dein Trainingsstil und deine Prioritäten im Sport dürfen sich wandeln, entwickeln und neu erfinden. Es ist diese Vielfalt an Wegen und Techniken, die es dir erlaubt, dich ständig neu zu erfinden und an dir selbst zu wachsen, sowohl im Sport als auch im Leben.

Was will ich damit sagen? Die Methoden, Techniken und Denkweisen, die ich dir vorstelle, sind nicht das eine perfekte Wundermittel. Meine Intention ist es, dir mein Wissen und meinen Trainingsansatz mit auf den Weg zu geben. Mit den in diesem Buch beschriebenen Workouts, Denkweisen, Tipps und Tricks bin ich der Athlet und lebensfrohe Mensch geworden, der ich heute bin.

# DAS ERWARTET DICH IN DIESEM BUCH

In diesem Buch geht es nicht primär um spezielle Hindernisse im Ninja-Sport, sondern es bietet dir vielmehr eine Anleitung, wie du eine körperliche Grundlage in Kraft, Dynamik und Balance aufbaust sowie die wichtigsten Techniken, die du benötigst, um eine Vielzahl von Hindernissen überwinden zu können. Und das ohne einen starren Trainingsplan, sondern mit flexiblen Workouts, deren Intensität du mit deinen Fähigkeiten steigern kannst. Mich begleiten diese Workouts schon seit über 20 Jahren und ich empfinde sie auch heute noch als zeitlos und überaus effektiv. Fitness ist kein einmaliges Ziel, das man erreicht und dann abhakt; es ist vielmehr ein lebenslanger Prozess, der uns kontinuierlich begleitet. Das Beste, was du tun kannst, ist, Bewegung und Sport als festen Bestandteil in dein Leben zu integrieren. Dabei muss es nicht immer um extremes Training oder Vollgas gehen. Wie du diese Methoden für dich umsetzen kannst, erfährst du später im Buch. Du wirst Anleitungen für die Grundlagentechniken wie Kraft, Ausdauer und Balance bekommen sowie für die Basistechniken des Ninja-Sports und Ideen für ein starkes Mindset. Damit baust du dir ein starkes Fundament für das Ninja-Training auf.

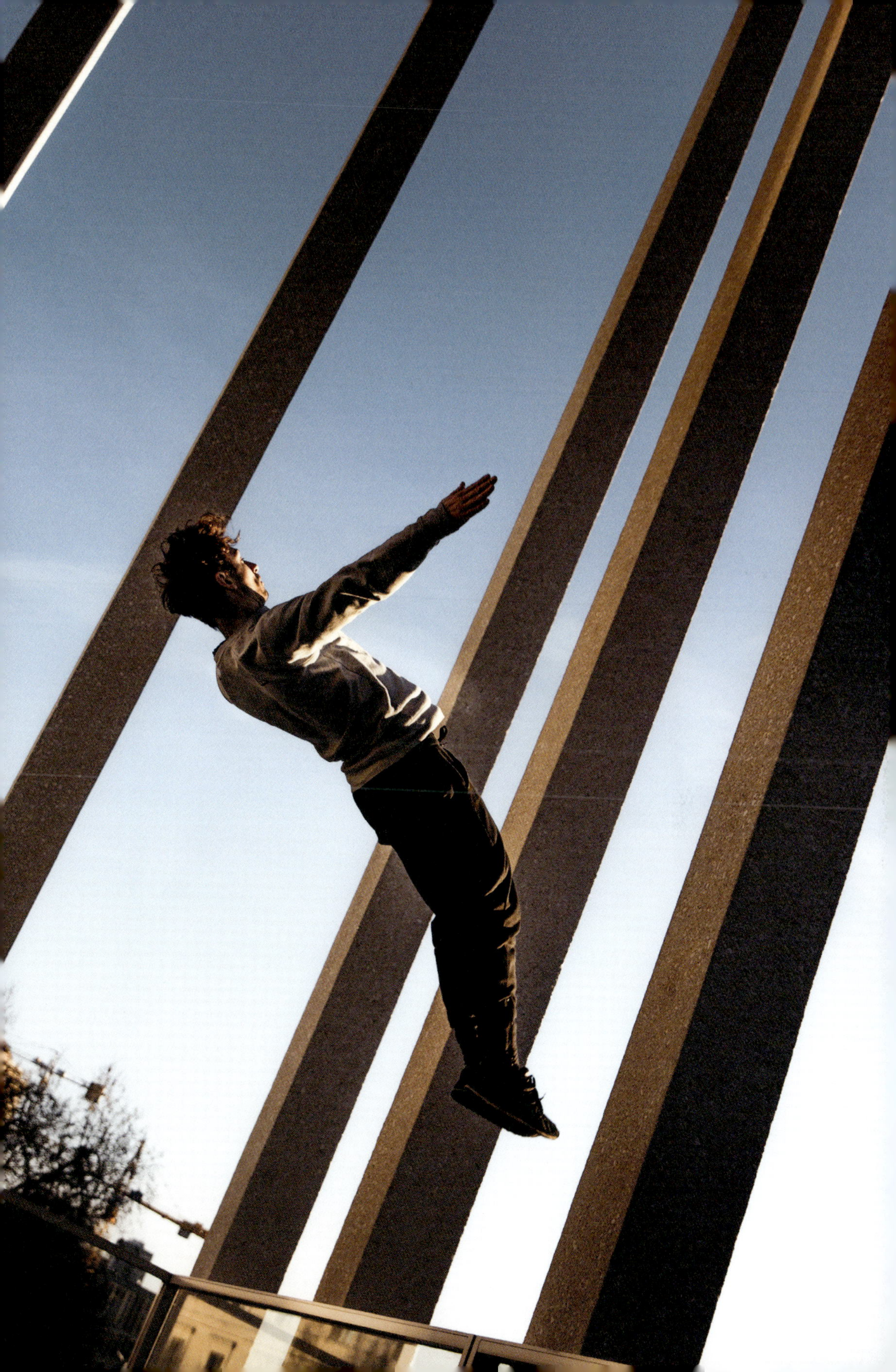

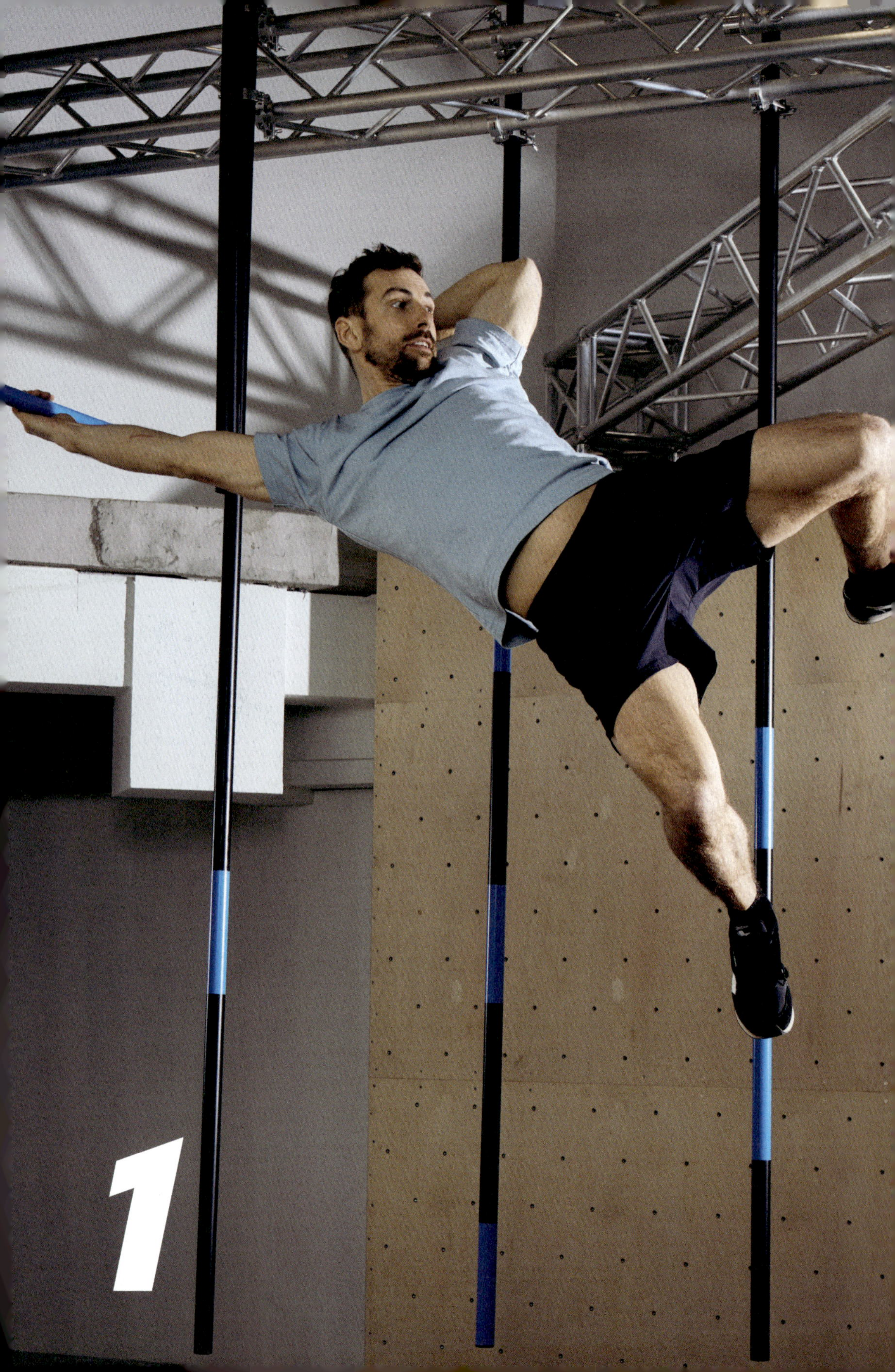
1

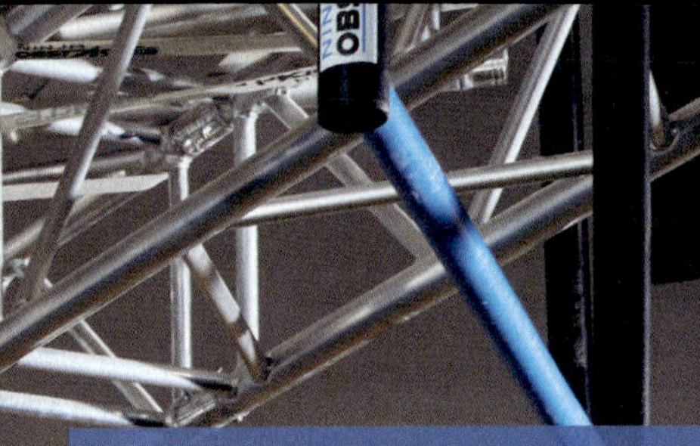

# TRAIN LIKE A NINJA

## EINE ERSTE ORIENTIERUNG

Dieses Kapitel widmet sich dem Ninja im sportlichen Kontext. Du erfährst, welche Eigenschaften einen guten Ninja ausmachen und welche Vorteile das Ninja-Training bietet. Außerdem liest du hier, ob es körperliche Voraussetzungen gibt, und wie das Zusammenspiel von Kraft und Technik aussieht. Durch das Verstehen der Bedeutung von Technik- und Krafttraining wirst du lernen, wie du deine Fähigkeiten als Ninja effektiv entwickeln kannst.

# NINJA IM SPORTLICHEN KONTEXT

Um ein einheitliches Bild des Ninjas zu schaffen, möchte ich zunächst aus drei verschiedenen Blickwinkeln – Mythologie, Moderne und Lifestyle – auf diesen Begriff eingehen und den sportlichen Kontext und Rahmen, der uns interessiert, klarstellen.

## DER NINJA-MYTHOS

Beginnen wir mit dem klassischen Ninja, wie man ihn aus Mythen, Legenden und Filmen kennt. Ein furchtloser Kämpfer in schwarzer Kleidung, meisterhaft in den Kampfkünsten und fähig, sich lautlos und nahezu unsichtbar durch die Nacht zu bewegen, um seine Gegner zu überwältigen. Im Schatten der Geschichte lebt der Mythos der Ninja, jener legendären Krieger des alten Japans, weiter. Ihr Name »Ninja« oder »Shinobi« bedeutet »die Verborgenen«. Diese Meister der Dunkelheit waren weit mehr als nur Krieger; sie waren Experten in Spionage, Sabotage, Brandstiftung und verdeckten Morden. Unter

Ein klassischer Ninja, so wie man ihn auch aus Filmen kennt

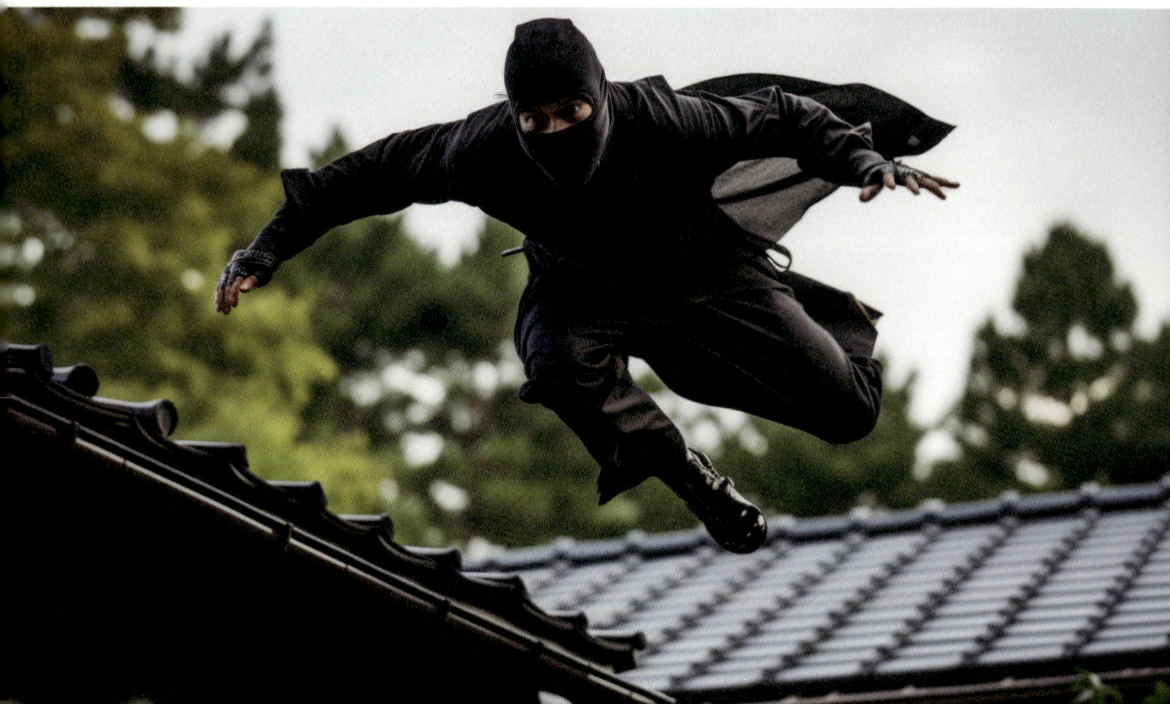

ihnen waren auch Frauen, die »Kunoichi«, die in diesen Künsten ebenso bewandert waren. Die Wurzeln der Ninja liegen tief in der japanischen feudalen Kriegerkultur, wo sie neben den berühmten Samurai standen. Doch im Gegensatz zu den Samurai, die dem Bushidō-Kodex folgten, lebten die Ninja im Verborgenen und wurden oft missverstanden und als ehrlos angesehen.

Die wahre Faszination der Ninja explodierte im 20. Jahrhundert, als ihre Geschichten und Legenden in Romanen der 1920er- und später in Filmen der 1950er- bis 1980er-Jahre neu belebt wurden – man denke nur an die *American Ninja*-Filme. Diese Epoche sah auch das Aufkommen von Kampfsportschulen, die »Ninjutsu« lehrten und den Geist der Ninja in die moderne Welt trugen. Doch so packend diese modernen Darstellungen auch sind, sie neigen dazu, eine romantisierte, verzerrte Sicht dieser geheimnisvollen Krieger zu präsentieren. Das Bild des schwarz gekleideten Attentäters in den Medien ist weit entfernt von der historischen Realität der Ninja, die als Spione und Strategen agierten. Diese fesselnde Mischung aus historischer Wahrheit und künstlerischer Freiheit hält den Mythos der Ninja lebendig – eine blendende Mischung aus Schatten und Legende.

Die Ninja-Figur ist sowohl faszinierend als auch mystisch und regt die Fantasie an. Schon als kleiner Junge war ich von ihr fasziniert; meine Geschwister und ich spielten »Ninja«, indem wir uns möglichst unauffällig und leise um unsere Wohnanlage bewegten und versuchten, nicht entdeckt zu werden. Diese Vorstellung inspiriert mich bis heute zu einem eleganten und effizienten Bewegungsstil.

## DER MODERNE NINJA

Die moderne Interpretation des Ninjas führt uns zum internationalen TV-Erfolg, weit entfernt von Kampf, Sabotage oder Spionage. Hier geht es um den Kampf gegen einen anspruchsvollen Hindernisparcours. Die Show *Ninja Warrior*, international als festes TV-Format etabliert, begeistert und inspiriert Millionen von Menschen. Ursprünglich aus Japan stammend, wo sie als *Sasuke* bekannt ist – ein Synonym für Ninja –, ist sie auch in Deutschland seit Jahren ein Fernsehhit. In *Ninja Warrior* stellen sich die Teilnehmer verschiedensten Hindernissen, die Kraft, Ausdauer und Körperbeherrschung erfordern. Die Show gliedert sich in Vorrunden, Halbfinals und ein Finale, wobei die Besten jeder Runde weiterkommen. Der Gewinner des Finales, der alle Hindernisse inklusive des finalen Mount Midoriyama bezwingt, erhält den Titel »Ninja Warrior« und eine sechsstellige Geldprämie. Gibt es keinen *Ninja Warrior*-Gewinner, werden die Titel »Last Man Standing« und »Last Woman Standing« mit je 25 000 Euro für den besten männlichen Kandidaten und die beste weibliche Kandidatin einer Staffel vergeben.

*Ninja Warrior* hat sich in Deutschland zu einem wahren Phänomen entwickelt, das Tausende Menschen inspiriert, aktiver zu werden und ihre eigenen Grenzen auszutesten. Seit die Show 2016 in Deutschland startete, zieht sie eine stetig wachsende Fangemeinde an, die vom Ninja-Fieber erfasst wird. Dieses Phänomen fasziniert mich persönlich sehr, denn es zeigt, wie ein Fernsehformat Menschen zu einem aktiveren Lebensstil anregen kann. Als *Ninja Warrior Germany* zum ersten Mal ausgestrahlt wurde, war es eine frische, aufregende Neuheit im deutschen Fernsehen. Die Show kombiniert sportliche Herausforderungen mit der Spannung eines Wettkampfes und macht sie so zu einer attraktiven Unterhaltung für die ganze Familie. Die Teilnehmer – Männer und Frauen, Jung und Alt – werden schnell zu Vorbildern, die zeigen, dass jeder seine Grenzen überwinden kann, wenn er nur will und hart daran arbeitet. Mit der Zeit wuchs nicht nur die Popularität der Show, sondern auch das Interesse an der dahinterstehenden Sportart. Wenn auch sehr schleppend, fingen Fitnessstudios und Sportvereine an, Kurse anzubieten, die sich auf die speziellen Herausforderungen des Ninja-Sports konzentrieren. Vereinzelt im Land entstanden Trainingsstätten und Parks, die Hindernisparcours nach dem Vorbild der Show anbieten. Die Menschen werden hier ermutigt, selbst einmal zu versuchen, die Hindernisse zu überwinden, die sie aus dem Fernsehen kennen. Diese Entwicklung führte dazu, dass immer mehr Menschen – von Sportenthusiasten bis zu jenen, die einfach nur ein wenig mehr Bewegung in ihr Leben bringen wollen – von der Show inspiriert werden. Das *Ninja Warrior*-Phänomen zieht eine breite Palette an Teilnehmern an. Viele, die zuvor wenig mit Sport am Hut hatten, entdecken ihre Liebe für körperliche Betätigung durch die spielerische und herausfordernde Natur der Ninja-Hindernisse. Die sozialen Medien spielen ebenfalls eine bedeutende Rolle in der Verbreitung des Ninja-Fiebers. Menschen teilen ihre Erfolge, ihre Herausforderungen und ihr Training online, inspirieren andere und bauen eine Gemeinschaft von Gleichgesinnten auf, die sich gegenseitig unterstützen. Diese positive und motivierende Atmosphäre trägt wesentlich dazu bei, dass das Interesse an der Show und am Ninja-Training weiter wächst.

Was mich an dieser Entwicklung besonders begeistert, ist die Tatsache, dass *Ninja Warrior* mehr ist als nur eine Unterhaltungsshow. Es ist ein Impulsgeber für einen aktiveren, gesünderen Lebensstil und fördert das Gemeinschaftsgefühl. Es zeigt, dass jeder die Möglichkeit hat, über sich hinauszuwachsen, und motiviert Menschen, ihre eigenen, persönlichen Hindernisse – sei es im Parcours oder im Leben – zu überwinden. Die letzten zehn Jahre zeigen, wie eine TV-Show die Kraft hat, nicht nur zu unterhalten, sondern auch zu inspirieren und zu verändern. Es ist ermutigend zu sehen, wie *Ninja Warrior Germany* Tausende Menschen dazu bewegt, aktiver zu werden und Spaß an der Bewegung zu finden. Dieses wachsende Interesse an einem fitten und dynamischen Lebensstil ist ein Trend, der hoffentlich noch lange anhalten wird.

## DER NINJA-LIFESTYLE

So viel erst einmal zu *Ninja Warrior*. Die nächste Perspektive, die ich dir näherbringen möchte, und worum es im weiteren Verlauf dieses Buches primär geht, ist die des Ninja-Spirits, so wie ich ihn verstehe. Vielleicht sogar bis hin zum Ninja-Lifestyle. Keine Sorge, dies steht nur bedingt in Verbindung mit historischen Ninjas und ist nur teilweise mit der Show *Ninja Warrior* verwandt. Auch wenn du natürlich nützliche Tipps und Skills kennenlernst, die dir bei der Show *Ninja Warrior* helfen können und fundamental sind, wirst du ebenfalls Impulse für ein aktives und bewusstes Leben mit auf den Weg bekommen.

Im Grunde ist der Ninja-Spirit, wie ich ihn definiere, die Summe aus:

- **Spaß an der Bewegung,**
- **dem Challengegedanken sich selbst gegenüber,**
- **Vielseitigkeit und Kraft.**

Um dort hinzukommen, bewegen wir uns im Bereich von Parkour, Bouldern, *Ninja Warrior*-Elementen und mentalen Ansätzen, die sich über die Jahre für mich und meine Trainingspartner bewährt haben und zu einem Leben voller Bewegung und Lebensfreude beitragen. Schritt für Schritt lernst du die Vorteile des Ninja-Trainings kennen. Du wirst entdecken, ob körperliche und geistige Voraussetzungen nötig sind, die Bedeutung von Technik und Kraft verstehen und die Trainingsansätze und -methoden ergründen. Du wirst die Ninja-Denkweise kennenlernen und verstehen, wie du ein starkes Fundament in Kraft, Technik und Dynamik aufbaust und kontinuierlich erweiterst sowie erste spezielle Fähigkeiten erlernst. Du wirst erkennen, dass Ninja-Training nicht nur eine Sportart ist, sondern auch in anderen Lebensbereichen Vorteile bringen kann. Sei es das Gefühl innerer Sicherheit, weil du das Vertrauen in deine eigenen Fähigkeiten ausbaust, oder die physische Stärke, die deinen Alltag erleichtert – du wirst das verborgene Potenzial des Ninjas in dir entdecken.

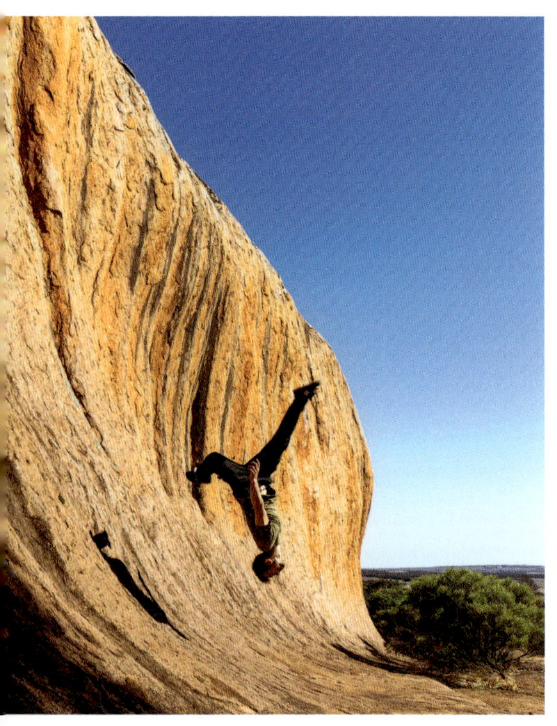

Mit dem Ninja-Spirit und entsprechenden Techniken kannst du enorm viel erreichen.

Mit diesem neuen Blickwinkel möchte ich dir eine der wichtigsten Perspektiven vermitteln: Alles im Alltag kann zum Training werden, egal ob es sich um physische, geistige, bewusste oder unbewusste Aktivitäten handelt. Wenn du das nächste Mal vor einer langen Treppe stehst und seufzt, sage dir selbst: »Es ist Training. Diese Treppe macht mich fit, aktiv und gesund.« Die genauen Worte kannst du natürlich selbst wählen. Somit wird auch das Lesen dieses Buches zu einer Art Training, das dich weiterbringt, indem du neue Blickwinkel, Ideen und Anregungen erfährst. Konkreter zusammengefasst werde ich dir meine Trainingsphilosophie und Erfahrung aus knapp zwei Jahrzehnten Parkour, einigen Jahren Bouldern und mehrfachen *Ninja Warrior*-Teilnahmen mitgeben.

## *Also, lass uns mit dem »Training« beginnen!*

# WAS EINEN GUTEN NINJA AUSMACHT

Im Wesentlichen lässt sich das Ninja-Training in verschiedene Schlüsselkategorien gliedern. Vereinfacht ausgedrückt basiert es auf einer Reihe dynamischer Übungen, die essenziell sind, um die vielfältigen Herausforderungen eines Parcours zu meistern. Dieses facettenreiche Training teilt sich erneut in unterschiedliche Bereiche auf:

- Techniktraining, das spezielle Fähigkeiten kontinuierlich verbessert
- koordinative Übungen, die das intuitive Verständnis für Bewegungsabläufe schärfen
- das unverzichtbare Krafttraining

Jeder dieser Bereiche stützt sich auf ein Fundament grundlegender Bewegungen und Fertigkeiten, die das Gerüst für alle weiteren Fortschritte bilden. Ein ebenso wichtiger Aspekt, der keinesfalls unterschätzt oder vernachlässigt werden sollte, ist das Element des Spielens und Experimentierens. Hierfür gibt es keine festgelegten Regeln – vielmehr bist du eingeladen, deiner Kreativität freien Lauf zu lassen. Ähnlich wie Kinder auf einem Spielplatz intuitiv wissen, wie sie spielen möchten, ohne dass es ihnen jemand erklären muss, ist das freie, spielerische Erkunden ein natürlicher Prozess. Viele Menschen verlieren diese Fähigkeit im Laufe des Erwachsenwerdens, obwohl sie meines Erachtens essenziell ist, um langfristig Freude und Engagement bei einer Sache zu bewahren.

Also was macht nun einen guten Ninja aus? Der Kern dessen, was einen wahren Ninja ausmacht, ist das stetige Bestreben, über sich hinauszuwachsen, gepaart mit einem Sinn für spielerisches Training. Mit der Zeit erwirbst du, fast beiläufig, wertvolle Eigenschaften wie Vielseitigkeit, Stärke, Ruhe, Geduld, Koordination, Körpergefühl und ein tiefes Verständnis für deinen Körper. Diese Fähigkeiten eignest du dir Schritt für Schritt an, oft ohne es direkt zu bemerken, und sie bilden das Fundament für deine Entwicklung im Ninja-Training.

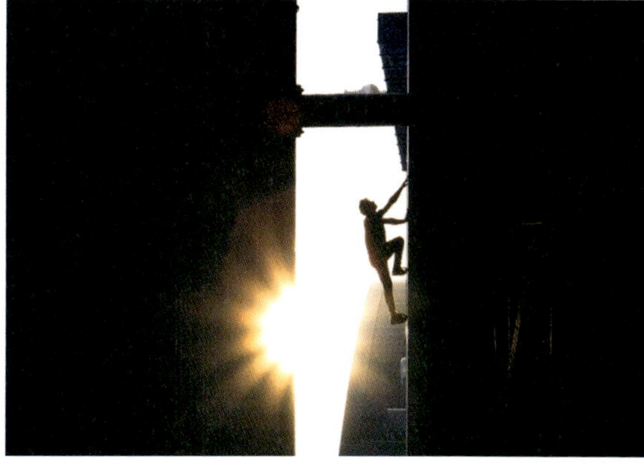

Wenn du versuchst, spielerisch über dich hinauszuwachsen, hast du erreicht, was einen guten Ninja ausmacht.

# DIE BENEFITS DES NINJA-TRAININGS

Das Ninja-Training bietet eine Vielzahl an Vorteilen, die weit über die körperliche Fitness hinausgehen und tief in die persönliche Entwicklung und das tägliche Leben eingreifen. Durch dieses Training förderst du eine breite Palette an Fähigkeiten, die von Kraft über Koordination bis hin zu Ausdauer und Geschicklichkeit reichen. Diese Vielseitigkeit wird nicht nur deinen Weg durch den Ninja-Parcours bereichern, sondern auch viele Alltagssituationen, in denen du diese Fähigkeiten einsetzen kannst. Darüber hinaus hilft dir die Kombination aus Techniktraining, koordinativen Übungen und Kraftaufbau, dein Körpergefühl und -bewusstsein zu schärfen. Du lernst, deinen Körper besser zu verstehen und effizienter zu bewegen, was dein allgemeines Wohlbefinden und deine Körperhaltung positiv beeinflusst.

Besonders spannend wird es, wenn du beginnst, die Welt als einen riesigen Spielplatz zu betrachten. Das Training ermutigt dich, deine Umgebung mit kreativen Augen zu sehen und alltägliche Orte als potenzielle Trainingsgeräte zu nutzen. Dadurch werden deine Kreativität und die Freude an der Bewegung im Freien gefördert. Eine der wertvollsten Erfahrungen, die das Ninja-Training dir bietet, ist die signifikante Steigerung deines Selbstbewusstseins und Selbstwerts. Indem du lernst, physische und mentale Herausforderungen zu meistern, wächst dein Vertrauen in deine eigenen Fähigkeiten. Dieses gestärkte Selbstbewusstsein beeinflusst deinen Selbstwert positiv und macht die Bewältigung von Herausforderungen im Alltag weniger einschüchternd, weil dich der Sport lehrt, mit Hindernissen umzugehen, Lösungen zu finden und Erfolgserlebnisse zu verbuchen. Letztlich machen die im Training erworbene Resilienz und das gestärkte Selbstbild Herausforderungen des täglichen Lebens handhabbarer. Wie die überwindbaren Hindernisse auf dem Parcours, kannst du Schwierigkeiten im Leben mit neuer Zuversicht und Entschlossenheit begegnen. Das Ninja-Training ist somit mehr als nur Sport – es ist eine Schule des Lebens, die dich nicht nur körperlich, sondern auch mental und emotional stärkt und bereichert.

Zusammenfassend bietet das Ninja-Training weit mehr als nur eine Verbesserung deiner physischen Kondition. Es schult dich darin, Herausforderungen mit Kreativität und Mut zu begegnen, fördert ein positives Selbstbild und kann deine Wahrnehmung der Welt um dich herum verändern. Es ist eine ganzheitliche Disziplin, die dich nicht nur körperlich, sondern auch mental und emotional stärkt.

# GIBT ES KÖRPERLICHE VORAUSSETZUNGEN?

Im Prinzip gibt es keine körperlichen Voraussetzungen, sofern du dich nicht mit anderen vergleichst oder mit der Intention reingehst, direkt von null auf hundert zu starten. Dabei ist es wichtig, zu verstehen, dass jeder einen ganz individuellen Bezug und Zugang zum Sport und zu seinem Körper hat und es meiner Ansicht nach daher niemals möglich ist, pauschal zu sagen, ob es Voraussetzungen gibt oder nicht. Denn auch wie Parkour kann der Ninja-Sport auf ganz niedrigem Niveau ausgeübt werden. Oder man entscheidet sich, es groß anzugehen und auf der großen Leinwand seine Fähigkeiten zu präsentieren. Um das zu erreichen, spielen allerdings noch eine Reihe anderer Faktoren eine Rolle, die du nicht beeinflussen kannst, wie beispielsweise das Glück, aus den rund 7000 Bewerbern ausgewählt zu werden. Aber wie bereits erwähnt, widmet sich dieses Buch nicht vorrangig der Vorbereitung auf die Show *Ninja Warrior*, sondern soll dir vor allem als Wegweiser zum Ninja-Sport auf allen Ebenen dienen.

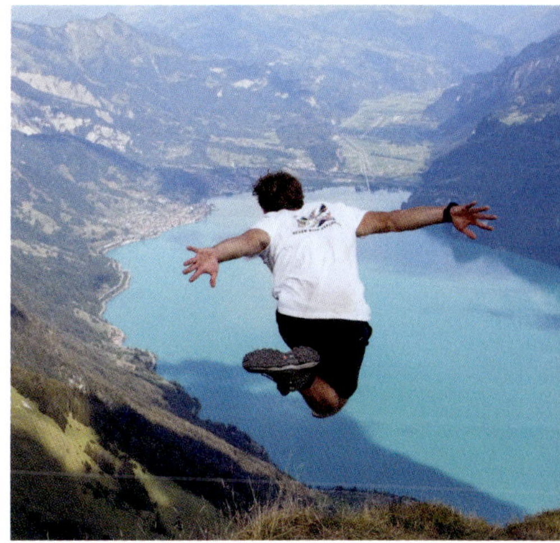

Wenn du den Ninja-Spirit erst einmal verinnerlicht hast, erwartet dich ein aktives Leben voller Freude an der Bewegung.

Mach dir bewusst, so wie du jetzt über Sport denkst, wie dein Körper jetzt beschaffen ist, wie du dich jetzt fühlst, ist nur eine Momentaufnahme und du hast es jederzeit in der Hand, in welche Richtung du dich entwickeln möchtest. Also könnte man neben dem Körperlichen auch das Geistige als eine Art Grundvoraussetzung anfügen – die Voraussetzung des Willens. Hast du Bock auf den Ninja-Spirit? Hast du Bock auf ein Leben voller Bewegung und Spielen? Denn das sind die »Nebenwirkungen« des Ninja-Sports.

**BEGINNE KLEIN!**

**Du musst nicht gleich ein Ninja Warrior sein, um aktiv zu werden. Starte mit einfachen Übungen, die Spaß machen, und baue langsam deine Fähigkeiten aus. Jede Bewegung zählt!**

# KRAFT VERSUS TECHNIK

In der Welt des Sports, sei es beim Ninja-Training, Bouldern oder Parkour, offenbart sich eine faszinierende Dynamik zwischen Kraft und Technik. Diese beiden Elemente sind wie die Zahnräder einer gut geölten Maschine – sie ergänzen und unterstützen sich gegenseitig und können einander ausgleichen. Ein Mangel an Kraft kann oft durch geschickte Technik kompensiert werden und umgekehrt. Ein anschauliches Beispiel hierfür im Ninja-Parcours ist die berühmte Himmelsleiter, eines der ikonischsten Hindernisse im Ninja-Sport. Dabei wird eine Stange mit einer Klimmzugbewegung zwischen zwei parallelen Sprossen nach oben bewegt. Es gibt verschiedene Herangehensweisen: Viele Frauen nutzen eine Technik, die mit Schwung und einer Kippbewegung der Hüfte weniger Kraft erfordert. Im Gegensatz dazu setzen viele Männer auf rohe Kraft und ziehen sich mit einem explosiven Klimmzug nach oben. In einer meiner Teilnahmen bei *Ninja Warrior*, als einer der vier schnellsten Athleten der Vorrunde, stand ich vor der Herausforderung der endlosen Himmelsleiter mit ihren 35 Sprossen. Ich dachte, sie wäre machbar, aber eine kürzlich zurückliegende, anderthalbmonatige Radtour durch Norwegen hatte meine Explosivkraft fast gänzlich zunichtegemacht. So war ich gezwungen, sowohl auf Kraft als auch auf Technik zu setzen. Die ersten Sprünge gelangen mir noch gut mit reiner Kraft, sodass ich sprossenweise nach oben springen konnte. Doch nach einigen Zügen war die Kraft wie weggeblasen. Ich konnte mich zwar noch festhalten, aber an weitere explosive Züge war nicht zu denken. Mir blieb keine Wahl – ich musste auf eine andere Technik umsteigen. Ich begann, vor und zurückzuschwingen, und nutzte eine Art Kippbewegung, um meine Hüfte nach oben zu katapultieren und mich so Stufe für Stufe weiter nach oben zu arbeiten. Diese Strategie trug mich noch ein gutes Stück weiter, bis meine Unterarme schlappmachten und ich loslassen musste. Es war kein herausragender Erfolg an der endlosen Himmelsleiter für mich, aber ein prägnantes Beispiel dafür, wie man sich, wenn die Kraft nachlässt, mit Technik weiterhelfen kann. Und genau darauf möchte ich im nächsten Abschnitt näher eingehen.

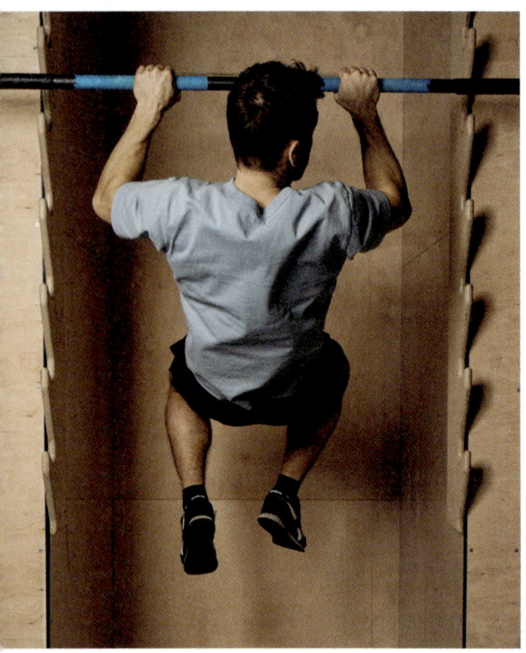

Die Himmelsleiter ist eine Herausforderung, die du mit Kraft und Technik meistern kannst.

# DIE BEDEUTUNG VON TECHNIKTRAINING

Stell dir einen Bausteinkasten vor, der vollgestopft mit Techniken ist, die du beherrscht. Aus diesem Repertoire an Techniken kannst du dich nach Belieben bedienen. Für jede erdenkliche Situation greifst du einfach auf deinen verlässlichen Bausteinkasten zu und kramst die nötige Technik heraus, die du jetzt benötigst. Wie zuvor beschrieben kann eine saubere und gute Technik fehlende Kraft kompensieren. Das Techniktraining hat allerdings noch weitere Aspekte, als fehlende Kraft zu kompensieren. Einer der wichtigsten Punkte ist die Sicherheit und Kontrolle in deinen Bewegungen. Durch saubere Technik bist du zielgenauer und präziser in deinen Bewegungen. Das wiederum lässt dich effizienter werden. Durch eine gute Technik werden deine Bewegungen nicht nur wirkungsvoller, du lernst außerdem nachhaltiger mit deiner Kraft umzugehen und sparst dir wiederum Kraft, die du für kommende Hindernisse benötigst oder eben für den Rest deiner Trainingssession. Des Weiteren beugst du Verletzungen vor und schonst deine Gelenke, indem du »sauber« trainierst. Unsaubere Techniken können besonders bei unsauberen Landungen schnell zum Verhängnis werden, denn unkontrolliert durch die Luft zu fliegen und im schlimmsten Fall schräg auf einer Mattenkante zu landen, kann schnell böse enden.

Später im Buch gebe ich dir die ersten Techniken mit auf den Weg. Dabei ist noch wichtig, zu verstehen, dass es viele Techniken gibt, die aufeinander aufbauen. Umso mehr Techniken du kennenlernst und beherrschst, desto leichter kannst du neue Dinge dazu lernen, die Lernkurve ist exponentiell. Um dort hinzukommen, ist es von entscheidender Bedeutung, mit einem Repertoire an Basic-Bewegungen und Skills zu starten. Auf den Basic-Bewegungen sowohl im Kraft- als auch im Skill-Bereich baut alles auf. Umso besser du die Basics beherrscht, desto leichter wird es dir fallen, neue, ausgefallene und höchst anspruchsvolle Bewegungen zu lernen und in deinen Bausteinkasten zu integrieren. Und vergiss nicht den Autopilot, meistens greift der Körper in Stressreaktionen, so zum Beispiel auch in der Show *Ninja Warrior*, auf genau diese Basics zurück, die im Optimalfall in Fleisch und Blut übergegangen sind.

**PRAXISBEISPIEL**

Wie effizient und bedeutend eine gute Technik und die daraus entstehende Zielsicherheit ist, kam besonders bei *Team Ninja Warrior* oder *Ninja Warrior Allstars* zur Geltung, wo die Athleten in einem Eins-zu-eins-Duell auf zwei nebeneinander aufgebauten identischen Parcours gegeneinander antreten. So kam es nicht selten vor, dass einmal mehr Schwung holen von entscheidender Bedeutung war, welcher Teilnehmer das Rennen machte. Durch einmal zu viel Schwung holen gewinnt der Gegner an Distanz und du fällst zurück. Was in einer solchen Situation für ein Energieschub durch dich durch geht, kann ich gar nicht in Worte fassen, Adrenalin pur. Und genau in solchen Momenten, wenn der Autopilot angeht, willst du dich auf deine Technik verlassen können, denn Denken ist da nicht mehr möglich.

# DIE BEDEUTUNG VON KRAFTTRAINING

Mit Krafttraining baust du dir quasi einen natürlichen Schutzschild auf. Starke Muskeln und eine robuste Körperstruktur schützen Gelenke und Sehnen vor Überlastung, vor allem bei wiederholten oder plötzlichen intensiven Bewegungen. Dies ist besonders wichtig in Sportarten, die einen hohen körperlichen Einsatz erfordern.

So habe ich nicht nur einmal von einem Arzt oder Sporttherapeuten zu hören bekommen: »Deine Muskeln haben einiges abgefangen, hätte schlimmer ausgehen können.« Oder eines Nachmittags, als ich mich im Krankenhaus mit einer ausgekugelten Schulter wiederfand, und der Arzt den Raum mit den Worten verließ: »Ich kann da jetzt nicht dran ziehen, deine Muskeln in der Schulter blockieren einiges, ich könnte sonst deine Sehnen verletzen, wir müssen röntgen, dauert zehn Minuten.« Und da war er auch schon aus dem Raum und ließ mich allein mit meiner ausgekugelten Schulter liegen. »Danke für nichts ...«, dachte ich mir in diesem Moment, zehn Minuten Warten erschien mir als reine Folter und das wollte ich auf keinen Fall. So begann ich geistesabwesend halb unter Schmerzmitteln tief und ruhig zu atmen und entspannte meinen Rücken und meine Schultern, soweit ich konnte, das wiederholte ich einige Atemzüge. Dann spannte ich ruckartig meinen gesamten Oberkörper von Bauch über Rücken,

Schulter bis Hals an, und zack, die Schulter war wieder an Ort und Stelle. Um eine spätere Operation bin ich allerdings nicht herumgekommen, was am Ende auch besser war, denn jetzt ist meine Schulter, laut Arzt, stabiler als zuvor. Was ich damit verdeutlichen will, ist die Notwendigkeit eines starken Körpers, was nicht bedeutet, dass du wie ein Fitnessmodel aufgepumpt sein oder 100 Kilo auf der Hantelbank drücken musst. Jedoch gibt eine Grundkraft deinem Körper die nötige Stabilität, die er benötigt, um sich im wahrsten Sinne des Wortes zusammenzuhalten. Das bedeutet im Umkehrschluss, es beugt Verletzungen vor. Es schließt sie nicht aus, aber wie schon erwähnt, hat es mir schon sehr oft schlimmere Folgen erspart.

Des Weiteren kannst du Krafttraining dazu nutzen, um bestimmte Bewegungen, Sprünge oder Schwünge zu verbessern. Dazu gehört es beispielsweise, durch gezieltes Krafttraining für die Beine weiter zu springen. Schau dir an, welche Übungen du besser oder weiter machen willst, sieh deinen Körper an und überlege, welche Muskelgruppen beansprucht werden, dann hast du schon eine ziemlich klare Vorstellung davon, welche Körperregionen dafür trainiert werden müssen.

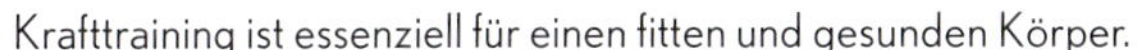

Krafttraining ist essenziell für einen fitten und gesunden Körper.

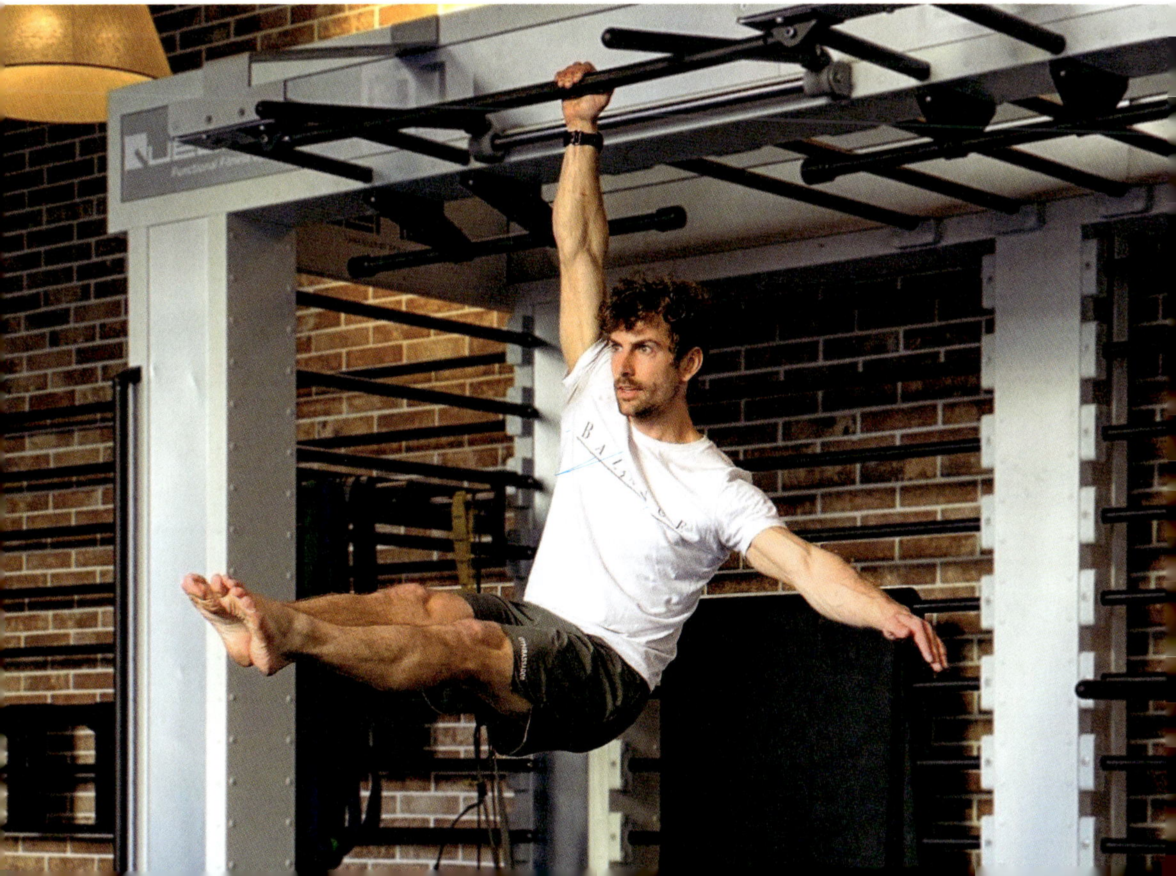

Krafttraining spielt also eine entscheidende Rolle, wenn es darum geht,

- Bewegungen zu optimieren und
- deine körperliche Leistungsfähigkeit zu steigern.

Kurz gesagt, Krafttraining ist nicht nur für die Verbesserung der sportlichen Leistung essenziell, sondern auch für eine gesunde Körperhaltung und -funktion, was wiederum die Lebensqualität insgesamt verbessert. Indem man regelmäßig die Kraft trainiert, kann man seine Beweglichkeit, Balance und allgemeine Bewegungseffizienz bedeutend steigern.

### STABILITÄT DURCH STÄRKE!

Du musst kein Bodybuilder sein, aber eine solide Grundkraft gibt deinem Körper die Stabilität, die er benötigt. Das reduziert nicht nur das Risiko von Verletzungen, sondern verbessert auch deine allgemeine Lebensqualität.

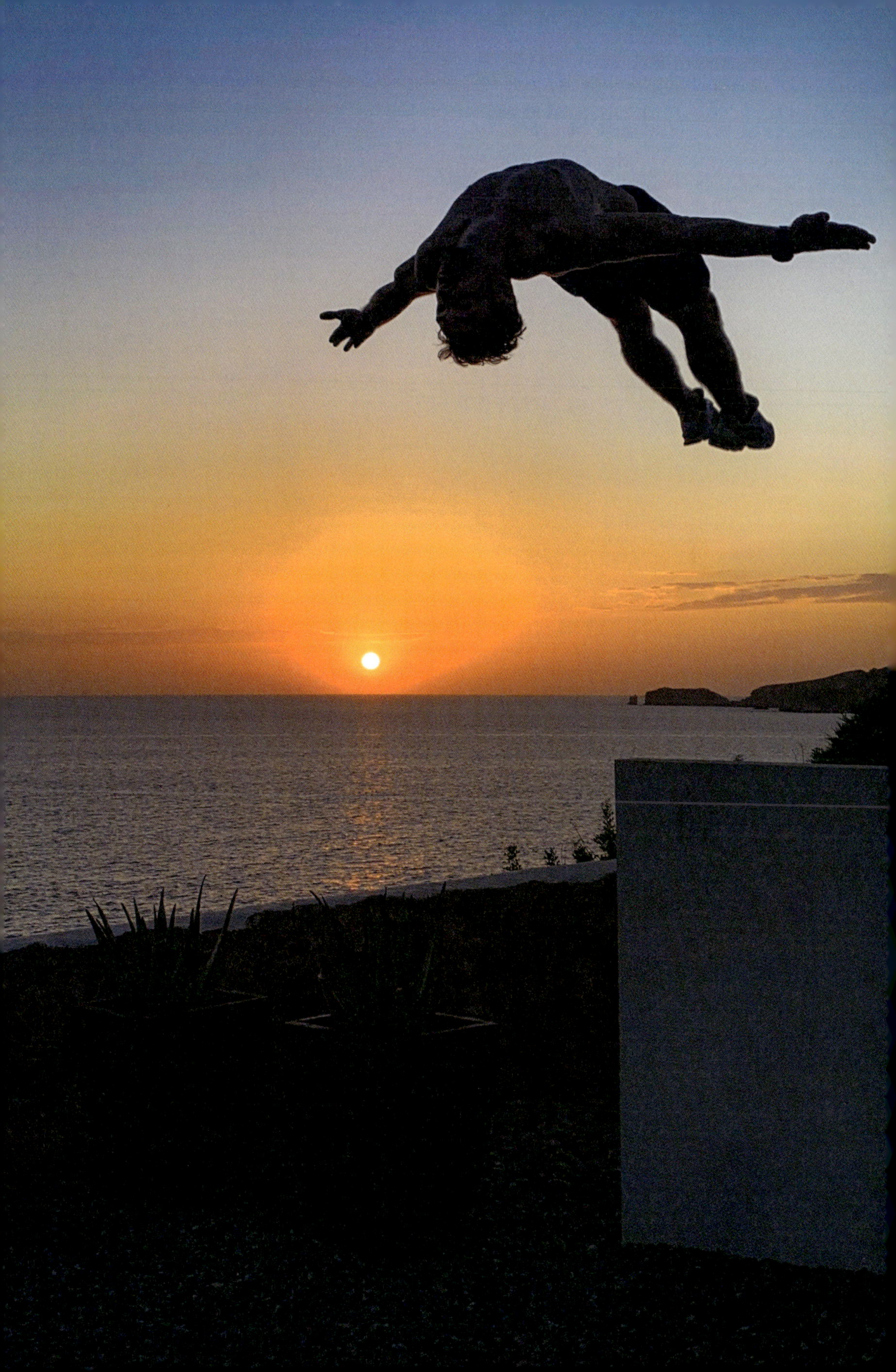

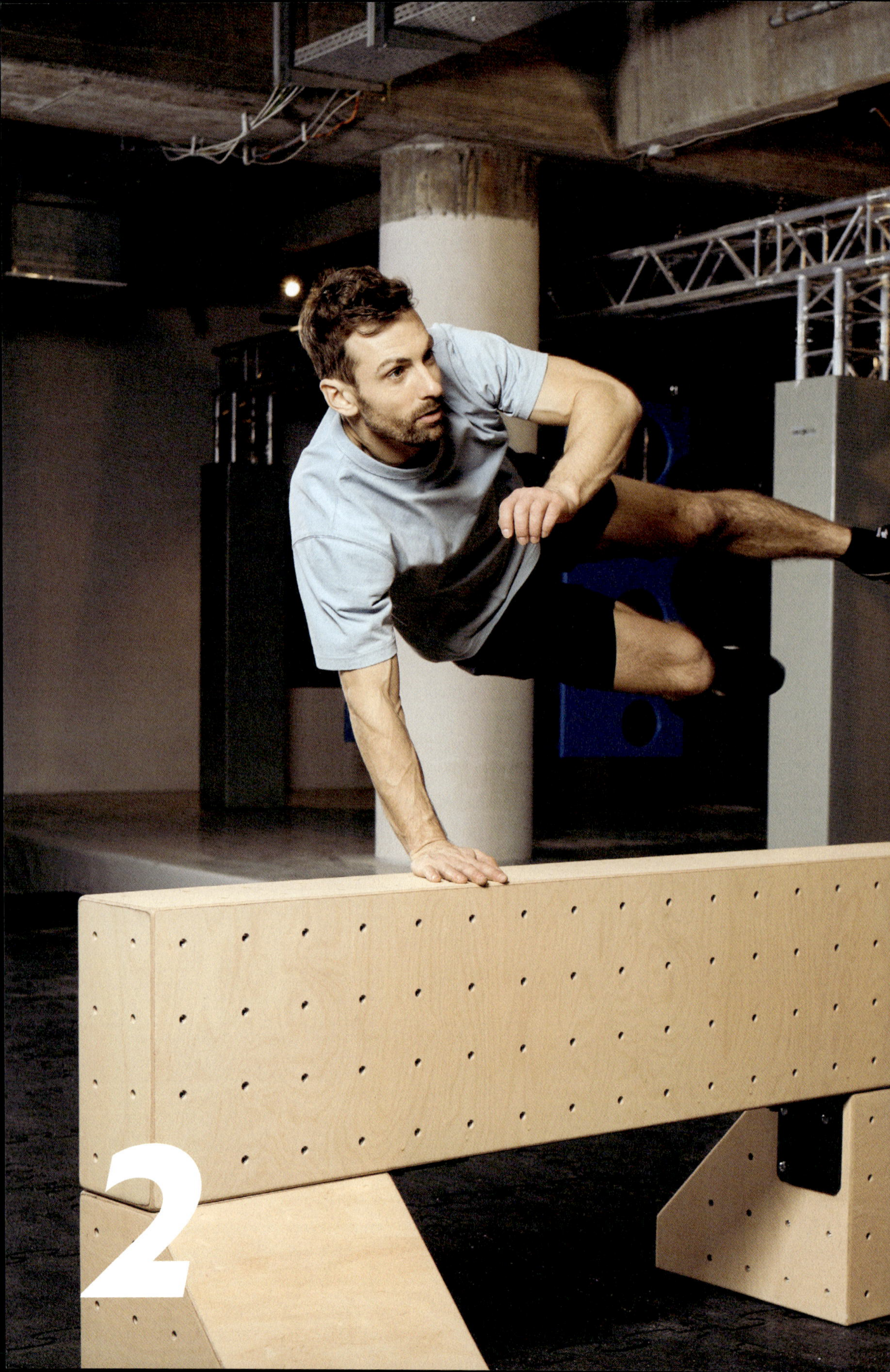

2

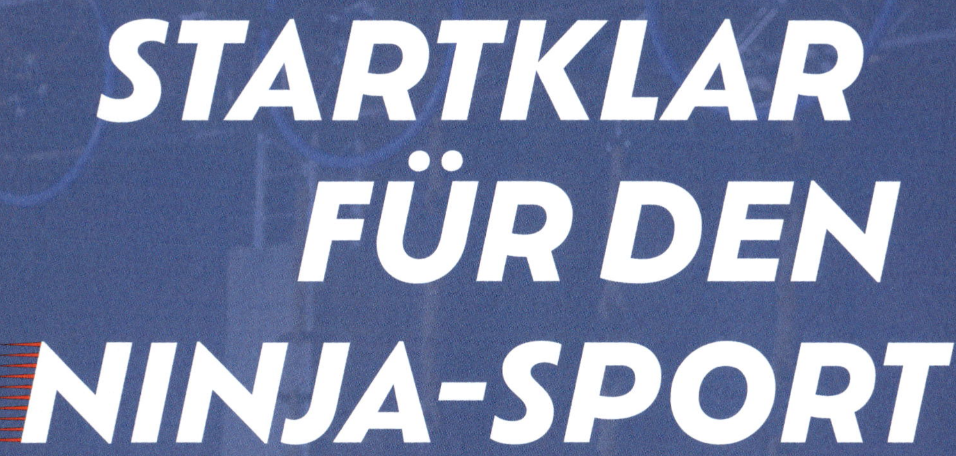

# STARTKLAR FÜR DEN NINJA-SPORT

## TRAININGSANSÄTZE UND METHODEN

In Kapitel 2 lernst du den mentalen Aspekt des Ninja-Trainings kennen. Hier erfährst du, wie wichtig es ist, klare Trainingsziele zu setzen, um gezielt und effektiv zu arbeiten. Du entdeckst, warum der Wettkampf gegen dich selbst eine zentrale Rolle spielt und wie du durch individuellen Fortschritt motiviert bleibst, unabhängig davon, wie sich andere entwickeln. Und du erlangst Einblick in die Bedeutung von Meilensteinen im Trainingsprozess, die helfen, den Überblick über deine Fortschritte zu behalten und deine Motivation aufrechtzuerhalten. Dieses Kapitel wird dich mit Werkzeugen ausstatten, um mental stark zu bleiben und die Herausforderungen des Trainings als persönliche Wachstumschance zu sehen.

# ZIELSETZUNG IM TRAINING

Wo willst du mit dem Training hin? Willst du einfach ein kleines Abenteuer in Form einer neuen Sportart in deinem Leben? Willst du aktiv und fit sein? Willst du einen gesunden Körper? Willst du bei *Ninja Warrior* mitmachen? Hast du gar den Drang, absoluter Profi zu werden? Oder willst du einfach nur Spaß haben? Dies sind wichtige Fragen, über die du dir früher oder später zumindest kurz Gedanken machen solltest, um dein Training entsprechend anzupassen. Wenn es dir beispielsweise nur um etwas mehr Bewegung geht, kann der Trainingsplan, den ein Profi für sich nutzt, zu überfordernd und somit demotivierend sein. Genauso kann es die Begeisterung eines ambitionierten Sportlers bremsen, wenn die Anforderungen zu niedrig sind. Es gibt keine richtige und keine falsche Zielsetzung, wichtig ist, dass die gesteckten Ziele für dich stimmig sind. Denn wie oft verrennen wir uns in Dingen und wissen irgendwann gar nicht mehr, wofür oder für wen wir das eigentlich machen. Die Folge: Es fühlt sich mühsam und anstrengend an. Deshalb will ich dir an dieser Stelle meine Perspektive auf folgende Aspekte mitgeben. Diese Aspekte treiben mich auch nach 18 Jahren des Trainings noch an, kontinuierlich dran zu bleiben und Spaß an der Sache zu haben.

## DER WETTKAMPF GEGEN DICH SELBST

Dein stärkster Gegner bist du selbst. Andere reden dir gut zu, aber wie sprichst du selbst zu dir?

In erster Linie trainierst du für und gegen dich. Dabei geht es nicht darum, dich zu »besiegen«, sondern an deiner selbst zu wachsen. Du wirst zu deinem Schüler und Lehrmeister zugleich. Diese Art des »Wettkampfs« geht über das physische Können hinaus, auch die mentalen Hürden, die es zu überwunden gilt, werden zum »Trainingsgerät«. Mit dieser Perspektive kannst du nebenbei bemerkt nicht mehr scheitern, denn alles in deinem Leben kann Training sein, so hart es manchmal auch erscheinen mag. Besonders bei Verletzungen oder Misserfolgen kann die Fragestellung helfen: »Was könnte positiv daran sein?

Was kann ich daraus lernen?« Diese Fragen habe ich mir schon des Öfteren nach kleineren Verletzungen gestellt. So war meine Antwort nicht selten: »Es war eine harte Lektion, die mich daran erinnert hat, fokussiert zu bleiben.« Manchmal findest du auf anhieb keine Antwort, oder es dauert einige Zeit. Da ist dann Geduld und Vertrauen gefragt. Da hilft dann nur noch die Überzeugung, wie meine Mutter immer zu sagen pflegte: »Es wird schon für irgendetwas gut gewesen sein.« Wenn du lernst, Misserfolge als notwendige Schritte auf dem Weg zur Meisterschaft zu akzeptieren, verändert sich deine gesamte Einstellung zum Besseren. Dies fördert nicht nur deine mentale Stärke, sondern auch deine Fähigkeit, unter Druck zu performen und aus jeder Situation das Beste zu machen.

Zum Wettkampf gegen sich selbst gehört es auch, die Gewohnheit zu entwickeln, immer sein Bestes zu geben, so kannst du Wettkämpfe gegen andere Kämpfer oder Spieler ebenfalls mit dieser Denkweise bestreiten. Jedenfalls in einem Sport wie Ninja oder Parkour, denn dort hast du keinen Einfluss darauf wie dein gegenüber abschneidet. Daher war meine Strategie bei *Team Ninja Warrior* oder *Ninja Warrior Allstars*, wo die Athleten im Eins-zu-eins-Duell gegeneinander antreten, stets folgende: Ich konzentriere mich voll und ganz auf meine Leistung und gebe mein Bestes. Wenn ich das tue, spielt es nur eine geringe Rolle, was der Gegner gerade macht. Wenn du mit der Aufmerksamkeit zu sehr beim Gegenüber bist, teilt sich nämlich deine Aufmerksamkeit.

Zuletzt ein wesentlicher Faktor, der oft übersehen wird: die Geduld mit sich selbst. Wachstum und Verbesserung kommen nicht über Nacht. Es erfordert Zeit, Ausdauer und beständige Anstrengung, die gewünschten Ergebnisse zu erzielen. Durch die Kultivierung von Geduld kannst du lernen, den Prozess zu schätzen, unabhängig von den unmittelbaren Ergebnissen. Diese Fähigkeit, langfristig zu denken und sich auf das größere Bild zu fokussieren, ist entscheidend, um auf deiner Reise durch Training und Selbstverbesserung motiviert zu bleiben.

**PRO-TIPP**

**Die Dinge werden nicht leichter, sondern du wirst immer besser.**

# DAS KONZEPT DES INDIVIDUELLEN FORTSCHRITTS

Dein Maßstab bist du selbst. Trainiere auf deinem ganz eignen Level und in deinem Tempo. Wir sind es so gewohnt, uns mit anderen zu vergleichen, dass wir sehr oft nicht darauf schauen, welchen individuellen Fortschritt wir eigentlich schon gemacht haben. Der Blick geht so häufig auf Trainingspartner und darauf, was sie schon geschafft haben oder wie schnell sie etwas gelernt haben. Dabei wird die eigene Leistung sehr oft nicht wertgeschätzt und kleingeredet. Gleichzeitig macht es für den eigenen Fortschritt absolut keinen Sinn, sich mit der Leistung anderer zu vergleichen, da jeder mit anderen Vorerfahrungen startet und einen individuellen Zugang zu gewissen Bewegungen hat. Oder schlicht mit unterschiedlichen Intentionen, sodass manche intensiver, manche weniger intensiv trainieren. Dasselbe gilt übrigens auch umgekehrt, vergleiche dich auch nicht mit vermeintlich schlechteren Athleten. Denn dabei stellst du dich auf ein höheres Podest und bremst möglicherweise dein eigenes Potenzial. Ich habe für mich herausgefunden, dass die optimale Lösung darin besteht, »krassere« Athleten als Inspirationsquelle zu nutzen, mich jedoch nicht an ihrer Leistung zu messen. Messe dich an deinen eigenen Fortschritten und konzentriere dich auf deine individuelle Lernkurve. Damit schaffst du dir die Grundlage, miteinander statt gegeneinander zu trainieren und gemeinsam zu wachsen.

**BLEIBE INSPIRIERT, NICHT FRUSTRIERT!**
Nutze die Leistungen anderer Athleten als Inspiration, aber mache sie nicht zum Maßstab deines eigenen Erfolgs.

# KLARE TRAININGSZIELE UND MEILENSTEINE

Das Setzen klarer Ziele ist der Antrieb für unser Handeln und bietet uns eine konkrete Aufgabe – oder einfacher gesagt, ein Projekt, an dem wir arbeiten können. Ein deutlich definiertes Ziel erleichtert das Erkennen der notwendigen Schritte zu seiner Verwirklichung. Möchtest du beispielsweise an *Ninja Warrior* teilnehmen, aber kannst aktuell keine zehn Sekunden an einer Stange hängen, ist offensichtlich, was deine nächsten Schritte sein müssen: das Trainieren des Hängens und der Kraftaufbau.

Der Sprung zwischen deinem aktuellen Stand und deinem angestrebten Ziel kann sehr groß sein. Um die Motivation aufrechtzuerhalten, spielen Meilensteine eine entscheidende Rolle. Diese fungieren als kleinere Zwischenziele auf dem Weg zum großen Ziel, vergleichbar mit »Bonuspunkten«, die du von Training zu Training, Woche für Woche oder Monat für Monat sammelst. Wenn du beispielsweise bereits zehn Sekunden an einer Stange hängen kannst, könnte dein nächstes Zwischenziel sein, in der folgenden Woche 20 Sekunden zu erreichen, dann 40 Sekunden und so weiter. Auf diese Weise erzielst du kontinuierlich kleine Erfolge, die dich inspirieren und dir helfen, schrittweise Fortschritte zu erzielen.

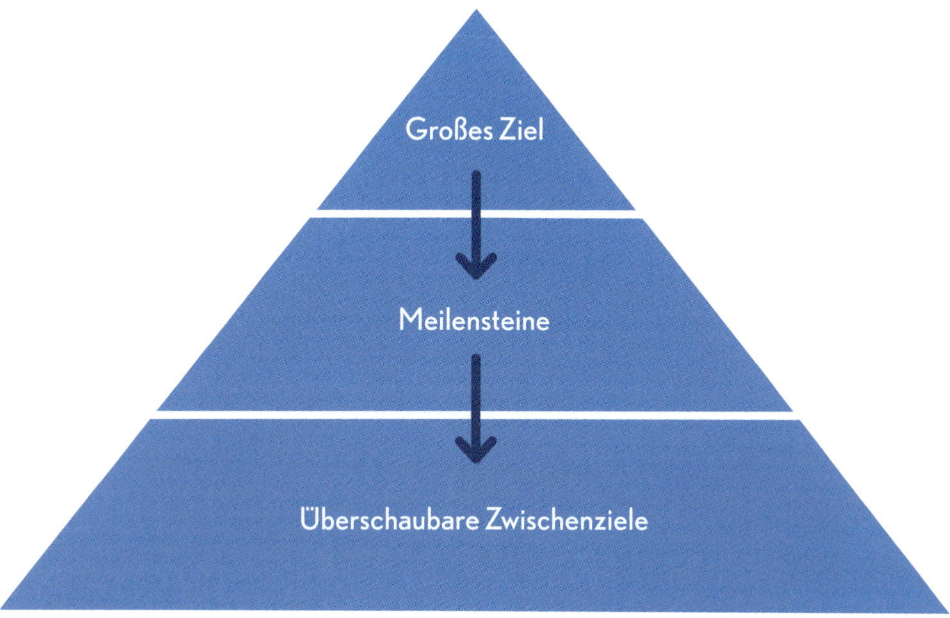


Meilensteine und Zwischenziele können aus vielen unterschiedlichen Zielen bestehen.

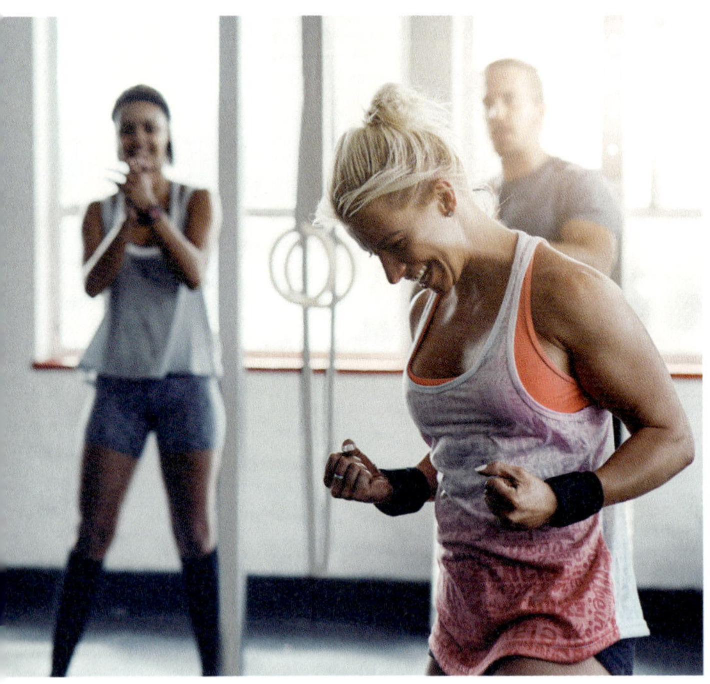

Feiere jedes deiner Etappenziele, um dir bewusst zu machen, was du bereits erreicht hast.

Zusammengefasst gibt das große Ziel die Richtung vor, während Meilensteine als Etappenziele dienen, die in überschaubare Zwischenziele untergliedert sind.

Ein allgemein sehr hilfreiches Etappenziel ist es, jeweils die Basics zu beherrschen, bevor du dich an komplexe Bewegungen heranwagst, denn viele fortgeschrittene Bewegungen bauen auf den grundlegenden Bewegungen und Kraftmustern auf. So könntest du dir zum Ziel setzen, eine bestimmte Grundtechnik zu üben. Bis du diese gemeistert hast, gibst du dieser Bewegung vermehrt Aufmerksamkeit.

Es ist wichtig, dass du deine kleinen Siege auf dem Weg zu größeren Zielen feierst. Diese Praxis der Anerkennung und Wertschätzung deiner Fortschritte, egal wie klein sie sein mögen, stärkt dein Selbstvertrauen und hält die Motivation aufrecht. Erinnere dich daran, dass jeder Schritt vorwärts, unabhängig von der Größe, ein Schritt in die richtige Richtung ist. Das Festhalten und Feiern dieser Erfolge hilft dir, eine positive Einstellung zu bewahren und stetig voranzuschreiten.

**PRO-TIPP**

Ziele bestehen immer aus Ort, Zeit und Form. Beispiel: »Im August 2025 schaffe ich fünf Sprossen an der Himmelsleiter im Stuntwerk.« (Ort: Himmelsleiter im Stuntwerk; Zeit: August 2025; Form: fünf Sprossen)

# DIE BEDEUTUNG VON WETTKÄMPFEN

Ich persönlich ziehe es vor, nur äußerst selten an Wettkämpfen teilzunehmen, da ich den Druck, der damit einhergeht, nicht besonders schätze und einfach nur Freude an der Bewegung und der Herausforderung an sich habe. Dies ist allerdings eine sehr subjektive Einstellung. Wettkämpfe im Ninja-Sport bieten jedoch einige Vorteile und können eine wertvolle Ergänzung zum Training sein. Sie beinhalten vor allem die Möglichkeit, viele andere Athleten zu treffen, von Anfängern bis hin zu Top-*Ninja-Warrior*-Athleten. Diese Veranstaltungen sind eine hervorragende Gelegenheit, Gleichgesinnte zu treffen und lebenslange Freundschaften zu schließen. Der Austausch mit anderen Sportlern, die ähnliche Herausforderungen und Ziele haben, kann nicht nur deine technischen Fähigkeiten verbessern, sondern bietet auch emotionalen und sozialen Rückhalt. Diese Netzwerke können eine wertvolle Ressource für Unterstützung und Inspiration sein, besonders in Zeiten von Zweifeln oder wenn die Motivation nachlässt. Ein weiterer Pluspunkt von Wettkämpfen ist, dass du dich in eine ungewohnte Situation begibst und lernst, wie dein Körper unter Druck reagiert. Ein Wettkampf ist nicht mit einem normalen Training vergleichbar: Du bist meist angespannter, hektischer und aufgeregter. Diese Art von Druck kann dich zu neuen Höchstleistungen antreiben und bietet eine gute Trainingsgrundlage. Sich in einem Wettkampfumfeld Ziele zu setzen, kann somit ein weiterer Motivationsfaktor sein. Es geht nicht nur darum, zu gewinnen, sondern auch, persönliche Bestleistungen zu erreichen oder neue Techniken unter Wettbewerbsbedingungen zu erproben. Solche Ziele können dir helfen, deine Leistung zu fokussieren und zu steigern, unabhängig vom Ausgang des Wettkampfs. Dies fördert ein gesundes Maß an Selbstbewusstsein und Selbstvertrauen, da du unabhängig vom Ergebnis weißt, dass du Fortschritte machst.

Im deutschsprachigen Raum gibt es mittlerweile über das Jahr verteilt zahlreiche Community-Events, Wettkämpfe und sogar ganze Liga-Systeme, im Anhang findest du eine Webseite mit allen nötigen Informationen, sollte dich das Thema weiter interessieren.

**PRO-TIPP**

**Egal, wie du in einem Wettkampf abschneidest, du wirst immer etwas daraus mitnehmen, da man nicht nur aus Siegen, sondern auch aus Niederlagen etwas lernen kann. Oder wie es Nelson Mandela sagte: »Ich verliere nie. Entweder gewinne ich oder ich lerne«.**

# DIE BEDEUTUNG VON VARIATION IM TRAINING

Variation im Ninja-Training ist essenziell, um sich an die ständig wechselnden und kreativen Herausforderungen dieser Sportart anzupassen. Die Welt der Ninja-Hindernisse ist von Kreativität geprägt und entwickelt sich kontinuierlich weiter, was Athleten dazu zwingt, nicht nur körperlich, sondern auch mental flexibel zu sein. Durch die Integration verschiedener Trainingsformen und -techniken fördert die Variation nicht nur die allgemeine Fitness, sondern trägt auch dazu bei, ein tieferes Verständnis und eine bessere Kontrolle über den eigenen Körper zu entwickeln. Vielseitiges Training verbessert die körperliche Reaktion und Anpassungsfähigkeit, was in einem Sport, der schnelle und oft unvorhersehbare Bewegungsabläufe verlangt, unerlässlich ist. Ninja-Athleten, die regelmäßig ihre Trainingsroutinen variieren, berichten von weniger Verletzungen, da ihr Körper an unterschiedliche Belastungen gewöhnt ist. Zudem wird die motorische Lernfähigkeit gefördert, was die Fähigkeit verbessert, neue Fertigkeiten schneller zu erlernen und effizienter auszuführen. Ein vielseitiges Trainingsprogramm, das Elemente aus Parkour, Klettern, Krafttraining und Ausdauerübungen umfasst, ist abwechslungsreich und sorgt für regelmäßige Frische. Es bricht die Monotonie des immer gleichen Trainings auf und hält die Motivation hoch. Durch die Förderung einer breiten Palette von Bewegungsfertigkeiten wird der Körper ganzheitlich gefordert und gestärkt, was zu einer besseren allgemeinen Fitness und Lebensqualität führt. Ein Training, das Variation betont, ist mehr als nur eine Vorbereitung auf den nächsten Wettkampf; es ist eine Investition in ein lebenslanges, gesundes und aktives Dasein. Zusätzlich wird das Training durch diese ständige Abwechslung zu einem riesigen Abenteuer, denn es wird niemals langweilig. Jedes Training kann neue Überraschungen bereithalten und bietet ständig neue Herausforderungen und Erlebnisse.

Ich habe erlebt, wie das Ausprobieren verschiedenster Individualsportarten – sei es Surfen, Wakeboarden, Downhill-Biken, Fallschirmspringen, Klettern oder Kitesurfen – mir immer neue Aspekte der Bewegung beigebracht hat und ich immer auch etwas für den Ninja-Sport und mein Parkour-Training mitnehmen konnte. Jede Disziplin bringt eigene Techniken und Bewegungsabläufe mit, die die körperliche Vielseitigkeit und die Fähigkeit zur schnellen Anpassung an neue Herausforderungen verbessern. Diese Vielfalt im Training macht nicht nur Spaß und ist motivierend, sondern hilft auch, Bewegungsabläufe zu verfeinern und die körperliche Intuition zu schärfen.

# MENTALER ANSATZ

Nun widmen wir uns den Kernaspekten, die mich seit meinen frühen Parkour-Tagen begleiten und bis heute motivieren, stets mein Bestes zu geben. Hier erfährst du, welche grundlegenden Prinzipien mir helfen, kontinuierlich zu wachsen, und wie du sie für dein eigenes Training nutzen kannst.

## SPIELERISCHE HERANGEHENSWEISE

Der Ansatz des spielerischen Trainings ist eine Schlüsselkomponente, um dein Ninja-Training spannend und dynamisch zu gestalten. Dieser Ansatz betont die Wichtigkeit von Kreativität und Spaß im Trainingsprozess. Integriere kleine, spielerische Herausforderungen, die das Lernen erleichtern und gleichzeitig Freude bereiten. Besonders bei den Special Skills, die in Kapitel 4 behandelt werden, ist diese Methode von großem Vorteil. Indem du spielerisch an neue Techniken herangehst, kannst du diese in einer entspannten und stressfreien Umgebung erkunden. Dies fördert deine Bereitschaft, Experimente zu wagen und innovative Lösungen für die komplexen Hindernisse zu entwickeln, die auf dich warten. Spiele und wettbewerbsartige Übungen halten die Motivation aufrecht und verwandeln das Training von einer mühsamen Pflicht in ein vergnügliches Erlebnis.

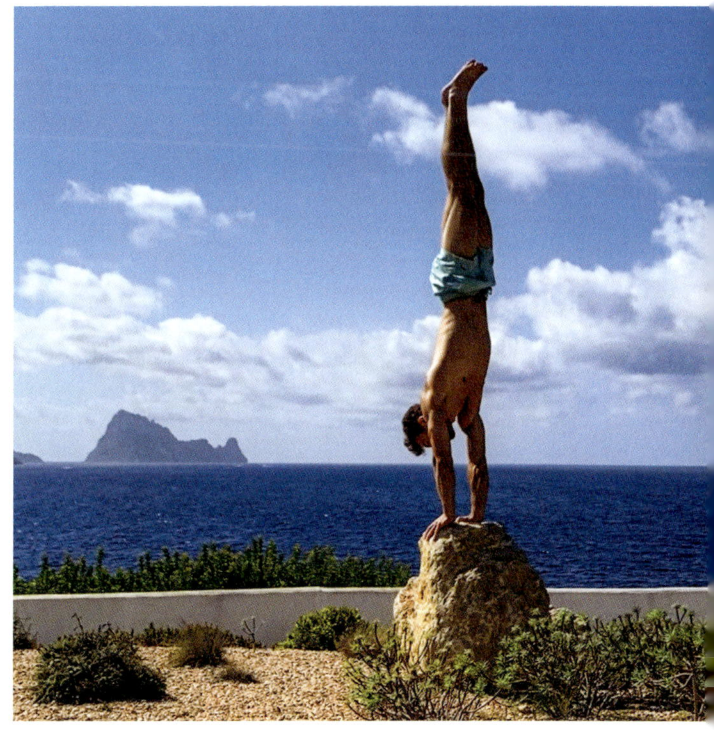

Die Special Skills kannst du spielerisch üben.

Nutze spielerisches Lernen, um deine technischen Fähigkeiten und deine mentale Flexibilität zu steigern. Gestalte deine Übungen als Spiele oder Wettbewerbe, damit das Training lebendig bleibt und du immer wieder gerne zu neuen Sessions aufbrichst. Dieser Ansatz hilft dir nicht nur, deine Fähigkeiten spielerisch zu schärfen, sondern fördert auch eine tiefere, intuitivere Verbindung mit den Bewegungsabläufen. Durch diesen zwanglosen Ansatz lernst du, Bewegungen spielerisch zu meistern, was deine Fähigkeiten erweitert und dich dazu anregt, kreativ über die Standardtechniken hinauszudenken. Es wird dich inspirieren, immer wieder neue und spannende Wege in deinem Ninja-Training zu entdecken. Also, erlaube dir, Spaß zu haben, und sei offen für das Experimentieren. Dadurch wird dein Trainingsalltag effektiver und zu einem großen Abenteuer.

**PRAXISTIPP**

Das Spiel »Koffer packen« im Kontext von Fitness und Bewegung ist eine Methode, um verschiedene Übungen auf unterhaltsame Weise zu kombinieren. Ein Spieler beginnt mit einer Übung, zum Beispiel einem Sprung, und führt diesen aus. Der nächste Spieler wiederholt den Sprung und fügt eine weitere Übung hinzu, etwa eine Kniebeuge. Jeder folgende Spieler wiederholt die Sequenz von Anfang an und ergänzt jeweils eine neue Bewegung. Dies setzt sich fort, bis ein Spieler die Reihenfolge nicht mehr korrekt wiederholen kann. Dieses Spiel trainiert nicht nur das Gedächtnis und die Ausdauer, sondern macht auch das Ausprobieren verschiedener Bewegungen spannend und abwechslungsreich.

# DON'T RUSH THE PROCESS – NIMM DIR ZEIT

Das Ziel im Training sollte nicht sein, möglichst schnell Fortschritte zu erzielen, sondern vielmehr, die Übungen wirklich zu meistern und deine Kraft nachhaltig sowie langfristig aufzubauen. Genau hier liegt der Wert darin, sich Zeit zu nehmen. Dieser Ansatz vermeidet einen der häufigsten Anfängerfehler: die Annahme, dass Training ein Wettrennen sei. Es ist wichtig, zu verstehen, dass Muskeln und Gelenke Zeit benötigen, um sich an neue Belastungen anzupassen. Übereilte Sprünge im Trainingsprogramm, etwa der

Versuch, ohne die notwendige Körperkontrolle zu schnell von einer Übung zur nächsten zu wechseln, bergen das Risiko von Verletzungen. Ein klassisches Beispiel ist der Sprung von einer Stange zur nächsten, ohne den Schwung des Körpers angemessen abzufangen, was zu Schulterverletzungen führen kann. Daher ist es wesentlich, mit kleineren Schritten zu beginnen und die Intensität langsam zu steigern. Das bedeutet nicht, dass es nicht ab und zu auch förderlich ist, sich auf das nächste Level und über die Grenze hinaus zu pushen, aber alles eben zu seiner Zeit. Dir Zeit zu nehmen, hat den weiteren Vorteil, dass du Fähigkeiten nicht nur mal eben erlernst, sondern sie mit der Zeit wirklich beherrschst. Dies sorgt für eine tiefere Verankerung der Bewegungsabläufe im Muskelgedächtnis, was wiederum die Ausführung sicherer und effektiver macht. Langfristig führt dies zu einer besseren Leistung und minimiert das Verletzungsrisiko, da der Körper sich schrittweise und gründlich an die Anforderungen anpassen kann. Dein Training ist eine persönliche Reise, die Freude bereiten sollte. Es gibt keinen Grund, dich unter Druck zu setzen, alles sofort können zu müssen. Vielmehr sollte der Fokus darauf liegen, jeden Moment des Trainings zu genießen und stolz auf die eigenen Fortschritte zu sein, egal wie klein sie auch sein mögen. Denn letztendlich sind es die Geduld und die Hingabe, die zu wahren und dauerhaften Erfolgen führen.

**LANGSAM UND STETIG!**

**Nimm dir die Zeit, jede Übung sorgfältig zu erlernen, und wertschätze jeden Fortschritt, ohne dich unter Druck zu setzen. Ein solides Fundament und die Freude am Prozess sind der Schlüssel zu dauerhaftem Erfolg und minimieren das Verletzungsrisiko.**

## KONTINUITÄT IST DER SCHLÜSSEL ZUM ERFOLG

In der Welt des Trainings steht Kontinuität an vorderster Front, wenn es darum geht, langfristige Erfolge zu erzielen. Diese beständige, regelmäßige Praxis ist weit mehr als nur eine Routine; sie ist der Grundstein für Fortschritt und Meisterschaft in jedem Bereich. Die Gründe hierfür sind vielfältig und tiefgreifend.

Zunächst einmal ermöglicht Kontinuität dem Körper und Geist, sich an neue Herausforderungen anzupassen. Ähnlich wie ein Baum, der mit jeder Jahreszeit stärker wird, wachsen und entwickeln sich unsere Fähigkeiten mit jeder Trainingseinheit, auch wenn wir dies oft nicht direkt bemerken. Dieses stetige Ausgesetztsein gegenüber Herausforderungen ermöglicht es uns, Grenzen zu erweitern und unsere Ziele Schritt für Schritt zu erreichen.

Darüber hinaus fördert regelmäßiges Training das Muskelgedächtnis. Durch Wiederholung werden Bewegungen und Techniken nicht nur verinnerlicht, sondern auch optimiert. Dies führt zu einer effizienteren und sichereren Ausführung der Übungen. Die kontinuierliche Praxis verankert das Gelernte tief im Unterbewusstsein, was die Ausführung von Techniken unter weniger bewusster Anstrengung ermöglicht.

Kontinuität trägt auch maßgeblich zur mentalen Stärke bei. Die Disziplin und das Engagement, regelmäßig zu trainieren, selbst wenn Fortschritte langsam erscheinen, fördern die Ausdauer und die Fähigkeit, Rückschläge zu überwinden. Diese mentale Zähigkeit ist entscheidend, um am Ball zu bleiben und sich nicht von vorübergehenden Hindernissen entmutigen zu lassen.

Nicht zuletzt schafft die beständige Anwendung eine positive Feedbackschleife. Jede Trainingseinheit, die abgeschlossen wird, stärkt das Selbstvertrauen und das Bewusstsein für die eigene Fähigkeit, Verpflichtungen einzuhalten und Ziele zu verfolgen. Dieses wachsende Selbstvertrauen beflügelt wiederum die Motivation, weiterzumachen und sich neuen Herausforderungen zu stellen.

Regelmäßiges Training erfordert auch eine gewisse Flexibilität, um auf Veränderungen im Leben oder Trainingsbedingungen reagieren zu können. Dies kann bedeuten, das Trainingsprogramm an veränderte Zeitpläne, neue Trainingsziele oder sogar Verletzungen anzupassen. Letzteres sollte auf jeden Fall vorher mit einem Sporttherapeuten besprochen werden. Die Fähigkeit, das Training kontinuierlich an solche Veränderungen anzupassen, ohne die Gesamtbeständigkeit zu verlieren, ist entscheidend für die langfristige Aufrechterhaltung von Fitness und Gesundheit. Diese Anpassungsfähigkeit macht das Training nicht nur nachhaltig, sondern fördert auch die Entwicklung einer lebenslangen Trainingsgewohnheit. Genau darauf sind meine Workouts ausgelegt.

Zusammengefasst ist Kontinuität nicht nur eine Frage der Quantität, sondern der Qualität. Es geht darum, mit Geduld und Ausdauer einen Weg zu beschreiten, der nicht nur zu äußeren Erfolgen führt, sondern auch zu einer Art Selbstverständnis der Routine gegenüber. Kontinuität im Training bedeutet, sich selbst die Möglichkeit zu geben, nicht nur gut, sondern außergewöhnlich zu werden. Denn letztendlich ist es die Beständigkeit, die aus Potenzial Leistung macht.

## DAS GESETZ DER MINIMALKONSTANZ

Das Gesetz der Minimalkonstanz lautet: »Was du täglich mit minimalem zeitlichen Aufwand tust, hat langfristig die größten Auswirkungen auf dein Leben«. Dieses Gesetz ist ein Prinzip, das eine einfache, doch tiefgreifende Wahrheit über langfristigen Erfolg vermittelt: Die regelmäßigen, kleinen Handlungen, die wir jeden Tag mit minimalem zeitlichen Aufwand ausführen, haben oft die größte Wirkung auf unser Leben. Es betont, wie wichtig es ist, beständig und konsequent zu sein, selbst wenn der tägliche Beitrag klein erscheint. Für jemanden wie mich, der dazu neigt, in Extremen zu denken und zu handeln, stellt dieses Prinzip eine ständige Herausforderung dar. Ich muss mich immer wieder daran erinnern, dass nicht immer groß angelegte Aktionen nötig sind, um Verbesserungen zu sehen. Tatsächlich habe ich festgestellt, dass kleine, regelmäßige Gewohnheiten mich oft unbemerkt zum Ziel führen. Diese kleinen Akte der Konstanz haben mich in verschiedenen Bereichen meines Lebens schrittweise vorangebracht, ohne dass ich es direkt bemerkt habe. Ein leuchtendes Beispiel für die Wirksamkeit dieses Prinzips findet sich im Aufbau neuer Trainingsroutinen. Stell dir vor, du bist mitten im Training für einen Halbmarathon und heute ist wieder Zeit für einen Trainingslauf. Allerdings hast du heute überhaupt keine Lust und kannst dich einfach nicht motivieren, in die Laufschuhe zu schlüpfen. Solche Tage soll es ja geben. Jetzt hast du zwei Möglichkeiten: Entweder du gibst nach und bleibst zu Hause oder du könntest dir sagen: »Okay, ich bin zwar nicht in der Laune, heute eine richtige Trainingseinheit hinzulegen, aber ich laufe zumindest einen Kilometer«. Indem du dich zunächst auf etwas so Kleines wie einen einzigen Kilometer Lauf konzentrierst, öffnest du dir die Tür für überraschende Ergebnisse. Es ist nicht ungewöhnlich, dass dieser anfängliche Schritt zu einem längeren Lauf führt, da man unverhofft in einen Zustand des Flows gerät. Und sollte es doch bei diesem einen Kilometer bleiben, so ist dies immer noch ein Gewinn gegenüber völliger Inaktivität.

Dieses Gesetz eignet sich auch ausgezeichnet für 30-Tage-Herausforderungen, die darauf abzielen, neue Gewohnheiten zu etablieren oder bestehende Fähigkeiten zu verbessern. Persönlich habe ich durch Herausforderungen wie tägliches Handstandüben, eine gewisse Anzahl von Liegestützen oder tägliche Backflips enorme Fortschritte gemacht. Insbesondere die Herausforderung mit den Backflips hat dazu geführt, dass sich die Bewegung fest in meinem Muskelgedächtnis verankert hat.

Das Gesetz der Minimalkonstanz betont nicht nur die Bedeutung kleiner, täglicher Schritte zur Gewohnheitsbildung, sondern lehrt uns auch, flexibel und anpassungsfähig in unseren Zielen zu bleiben. Indem du dich beispielsweise verpflichtest, wöchentlich mehrere kleine Workouts von fünf bis fünfzehn Minuten durchzuführen, die später im Buch vorgestellt werden, kannst du leichter Anpassungen vornehmen, wenn das Leben unvorhergesehene Herausforderungen bereithält. Diese kurzen, aber regelmäßigen Trainingseinheiten sind leicht in einen vollen Terminkalender zu integrieren und reduzieren das Gefühl der Überwältigung, das oft mit dem Gedanken an längere Trainingssessions einhergeht. So bleibst du deinem Trainingsziel kontinuierlich verbunden, ohne von größeren Hindernissen entmutigt zu werden, und überwindest gleichzeitig die Prokrastination, indem du die Aufgaben in kleinere, handhabbare Einheiten aufteilst.

Bei deiner persönlichen 30-Tage-Challenge legst du dein Ziel selbst fest. Wie viele Klimmzüge schaffst du jeden Tag?

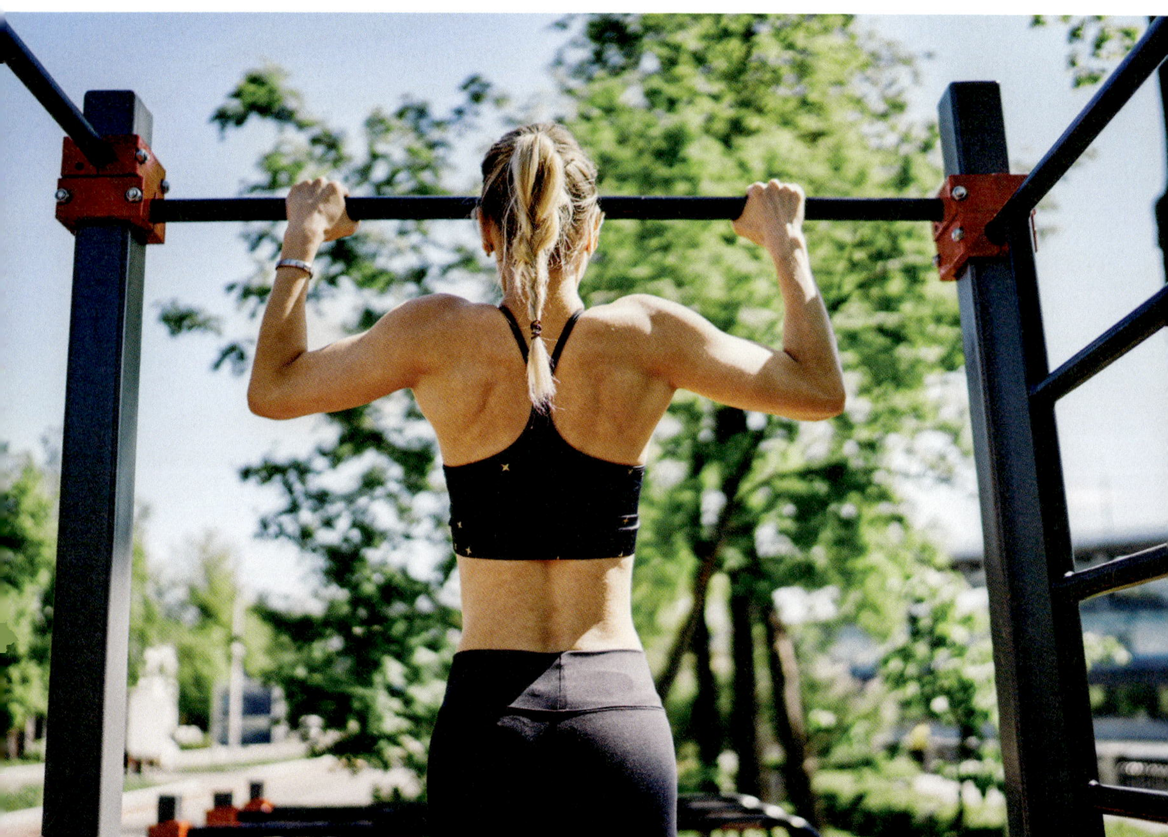

### CHALLENGE

Nun eine kleine Herausforderung für dich: Überlege dir, welche Übung du ab heute in eine 30-Tage-Challenge mit minimalem Aufwand integrieren könntest. Das könnten deine Anregungen sein: jeden Tag eine Minute balancieren, täglich eine bestimmte Anzahl an Klimmzügen schaffen oder jeden Tag 10 000 Schritte gehen. Solch kleine, konsequente Schritte führen langfristig zu signifikanten Verbesserungen. Achte nur darauf, dass der Aufwand nicht zu groß ist, denn ein zu großer Aufwand birgt wieder die Gefahr, dass die Hürde zu groß wird und du dein Vorhaben nicht durchziehst.

# DER VORTEIL VON TRAININGSROUTINEN

Eine Trainingsroutine ist ein festgelegter Plan von Übungen, die regelmäßig ausgeführt werden, um spezifische Fitnessziele zu erreichen und die körperliche Leistungsfähigkeit zu verbessern. Stelle sie dir wie ein klassisches Zirkeltraining vor. Du wirst in diesem Buch die Trainingsroutinen kennenlernen, die sich seit meinem frühen Start mit Parkour bis heute etabliert und gehalten haben. Zwar variiere ich diese in regelmäßigen Abständen, um eine ständige Variation drin zu haben, doch sind sie im Grunde genommen gleich geblieben, und besonders meine Referenzroutine ist immer noch ein verlässlicher subjektiver Maßstab meines persönlichen Fitnesslevels. Doch was ist eigentlich das Besondere am Training mit Routinen?

Routinen im Training sind ein unschätzbares Gut, das weit über die bloße Wiederholung von Übungen hinausgeht. Sie fungieren wie ein wohljustiertes Ablaufprogramm, das, einmal aktiviert, beinahe selbstläufig funktioniert. Der Schlüssel liegt darin, den Anfang zu machen – sobald die Routine in Gang gesetzt ist, entfaltet sie ihre Wirkung fast wie von selbst. Mit der Zeit stellt sich eine Vertrautheit mit der Routine ein, was bedeutet, dass du deinen Fortschritt und Erfolg daran messen kannst, wie mühelos dir die Durchführung fällt. Natürlich variiert dies je nach Tagesform und aktuellem Fitnessstand. Sollte eine Routine zu leicht werden, bietet sie flexible Anpassungsmöglichkeiten: Du kannst die Dauer verlängern, die Anzahl der Wiederholungen steigern, Pausen verkürzen, Übungen intensivieren oder neue Übungen hinzufügen, um den Schwierigkeitsgrad zu erhöhen. So lässt sich eine Routine stets an dein momentanes Level und deine sich entwickelnden Fähigkeiten anpassen. Ein weiterer großer Vorteil ist die Möglichkeit, einen konstanten Referenzwert für deine Fitness zu haben. Indem du eine spezielle Routine als deine Referenzroutine festlegst und regelmäßig durchführst, kannst du deine Fortschritte, deine Kraft und dein Fitnessniveau objektiv einschätzen. Das regelmäßige Überprüfen und Anpassen deiner Referenzroutine ermöglicht dir nicht nur, deinen Fortschritt zu verfolgen, sondern fördert auch die Motivation, sich kontinuierlich zu verbessern. Es ist eine Methode, die dir erlaubt, sichtbare Zeichen deiner Entwicklung zu erkennen und zu feiern, selbst wenn die täglichen Fortschritte manchmal klein erscheinen mögen. Das Beste an Routinen ist ihre Flexibilität und Einfachheit, die es ermöglichen, sie nahtlos in den Alltag zu integrieren. Dies kann ein kurzer, energetisierender Start in den Tag sein, eine effektive Pause während der Arbeit, ein abschließendes Ritual am Ende eines Trainings bis hin zu einem richtigen Powerworkout. Sobald die Routine beginnt, ist kein weiteres Nachdenken erforderlich; du kannst dich voll und ganz auf die Bewegung konzentrieren und über dein Soll hinausgehen, oft ohne es bewusst zu realisieren. Routinen transformieren die Art und Weise, wie wir Training betrachten, von einer gelegentlichen Anstrengung zu einem integrierten Bestandteil unseres Lebens, der uns stetig voranbringt.

**SETZE EINE REFERENZ!**
**Wähle eine spezielle Trainingsroutine als deine Referenzroutine und führe sie regelmäßig durch, um deine Fortschritte präzise zu messen und deine Motivation hochzuhalten.**

# ÜBERFORDERUNG MIT FREUDE

Das Konzept von Überforderung mit Freude basiert auf der Idee, sich selbst bewusst und spielerisch über die eigens gesetzten Grenzen hinaus zu pushen. Das Ziel ist es, dass du, wenn das Soll erreicht ist, denkst: »Ach komm, eine Wiederholung schaffe ich noch«, oder nach einem Lauf: »Jetzt noch schnell die letzten 50 Meter sprinten«. Dieser Ansatz fördert nicht nur deine physische Kondition, sondern stärkt auch das mentale Durchhaltevermögen. Indem du regelmäßig ein bisschen mehr machst, als du ursprünglich geplant hast, erweiterst du kontinuierlich deine Grenzen und gewöhnst dich daran, über dich hinauszuwachsen. Dieses Vorgehen macht das Training nicht nur effektiver, sondern auch wesentlich befriedigender. Die Freude, die aus dieser Art von Herausforderung entsteht, ist ein wesentlicher Motivationsfaktor. Sie kommt aus dem Stolz und der Selbstbestätigung, die du empfindest, wenn du weißt, dass du mehr geleistet hast, als du zu Beginn für möglich gehalten hast. Dieses positive Gefühl trägt dazu bei, eine dauerhafte Trainingsroutine zu etablieren, die nicht nur auf Leistungssteigerung ausgerichtet ist, sondern auch Spaß macht und motiviert. So wird das Überschreiten deiner Grenzen zu einer erfreulichen und ermutigenden Erfahrung, die dich immer wieder aufs Neue herausfordert und zu weiteren Erfolgen anspornt. Betrachte diese zusätzlichen Anstrengungen als ein Extra: erst das geplante Soll abschließen und dann spontan und intuitiv entscheiden: »Ach komm, einer geht noch«.

**PRO-TIPP**

**Mach stets eine Wiederholung mehr als geplant, und falls du merkst, dass du diese Extra-Wiederholung schon vorher mit einplanst, denke an das Kindersprichwort: »Immer einmal mehr als du«.**

Eine geht noch – wenn du öfter eine Wiederholung mehr machst, wächst du schnell über dich hinaus.

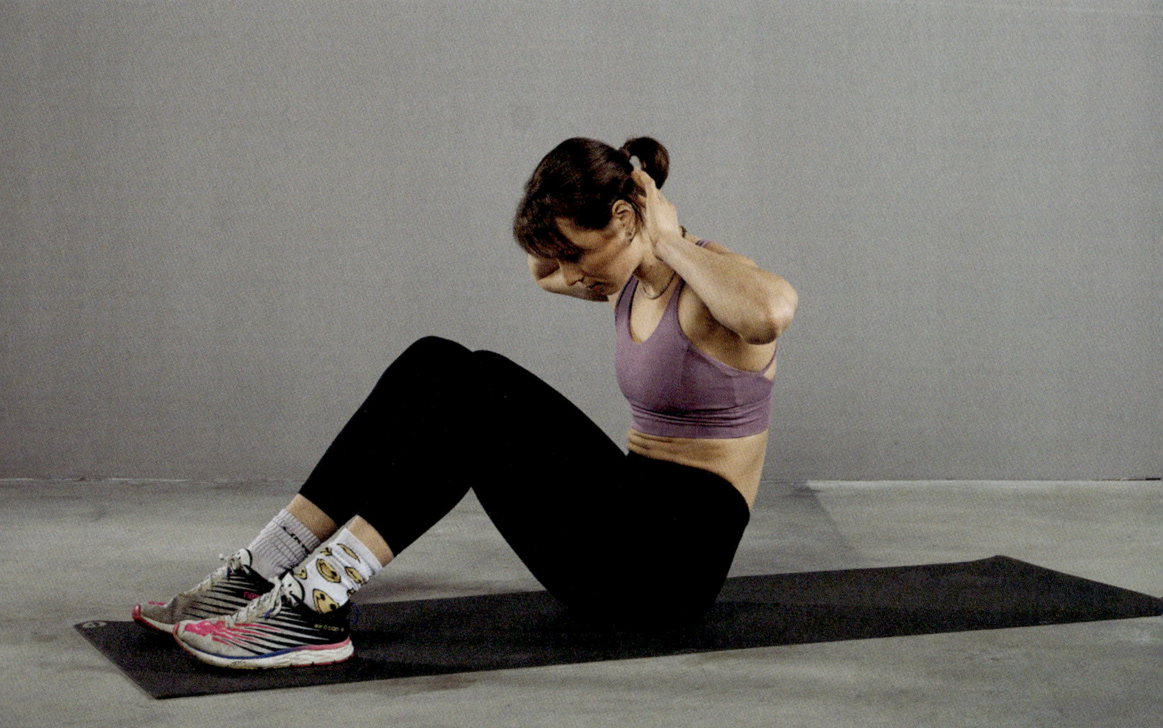

# VERLETZUNGEN UND PRÄVENTION

Beim allgemeinen Umgang mit Verletzungen ist es wichtig, einige grundlegende Punkte zu verstehen, die dir helfen, präventiv zu handeln und angemessen auf Verletzungen zu reagieren. Sollte eine Verletzung eintreten, ist der Gang zu einem Arzt oder Therapeuten unerlässlich. Jede Verletzung bietet zudem die Möglichkeit, eine Lektion zu lernen, sei es, künftig fokussierter zu sein oder bestimmte Übungen zu überdenken. Dieser Ansatz hilft, das Positive in einem unerfreulichen Ereignis zu finden.

Beim Training, insbesondere bei Bewegungen, wie dem Schwingen von Stange zu Stange oder dem Überwinden hoher Hindernisse, solltest du nicht zu große Sprünge wagen, bevor deine Muskeln und Gelenke an die Belastungen gewöhnt sind. Ein ganzheitliches Kraft- und Techniktraining, wie du es später im Buch kennenlernen wirst, stärkt deine Muskeln und Sehnen und bereitet deine Gelenke schrittweise auf neue Belastungen vor. Es ist ebenso wichtig, dich vor jeder Trainingseinheit angemessen aufzuwärmen und danach zu dehnen, um Verletzungen vorzubeugen und die Regeneration zu fördern. Das richtige Einschätzen deiner Fähigkeiten ist entscheidend. Es ist wichtig, sich herauszufordern, aber auch, zu erkennen, wann man bereit ist und wann nicht. Das Erlernen, wann man noch einen Schritt weitergehen kann und wann man besser zurückhaltend ist, ist essenziell und muss individuell erfasst werden. In den Jahren, in denen ich Parkourtrainings gab, zeigte sich, dass die meisten der Teilnehmer sich um einiges weniger zutrauten, als sie eigentlich konnten und mit etwas Anleitung dann auch schafften.

Ein typisches, wenn auch weniger schwerwiegendes Problem sind Blasen an den Händen, die beim Schwingen, Hangeln und Klettern entstehen können. Ich gehe damit so um, dass ich die Blasen zunächst trocknen lasse, sie dann wasche, desinfiziere und die überschüssige Haut entferne. Über Nacht trage ich eine heilende Salbe auf. Nach etwa zwei Tagen beginne ich meist wieder mit leichtem Training, abhängig von der Tiefe der Wunde.

### PAUSEN UND REGENERATION

Vergiss nicht, regelmäßige Pausen und ausreichende Regeneration einzuplanen, um Überlastung und Verletzungen zu vermeiden.

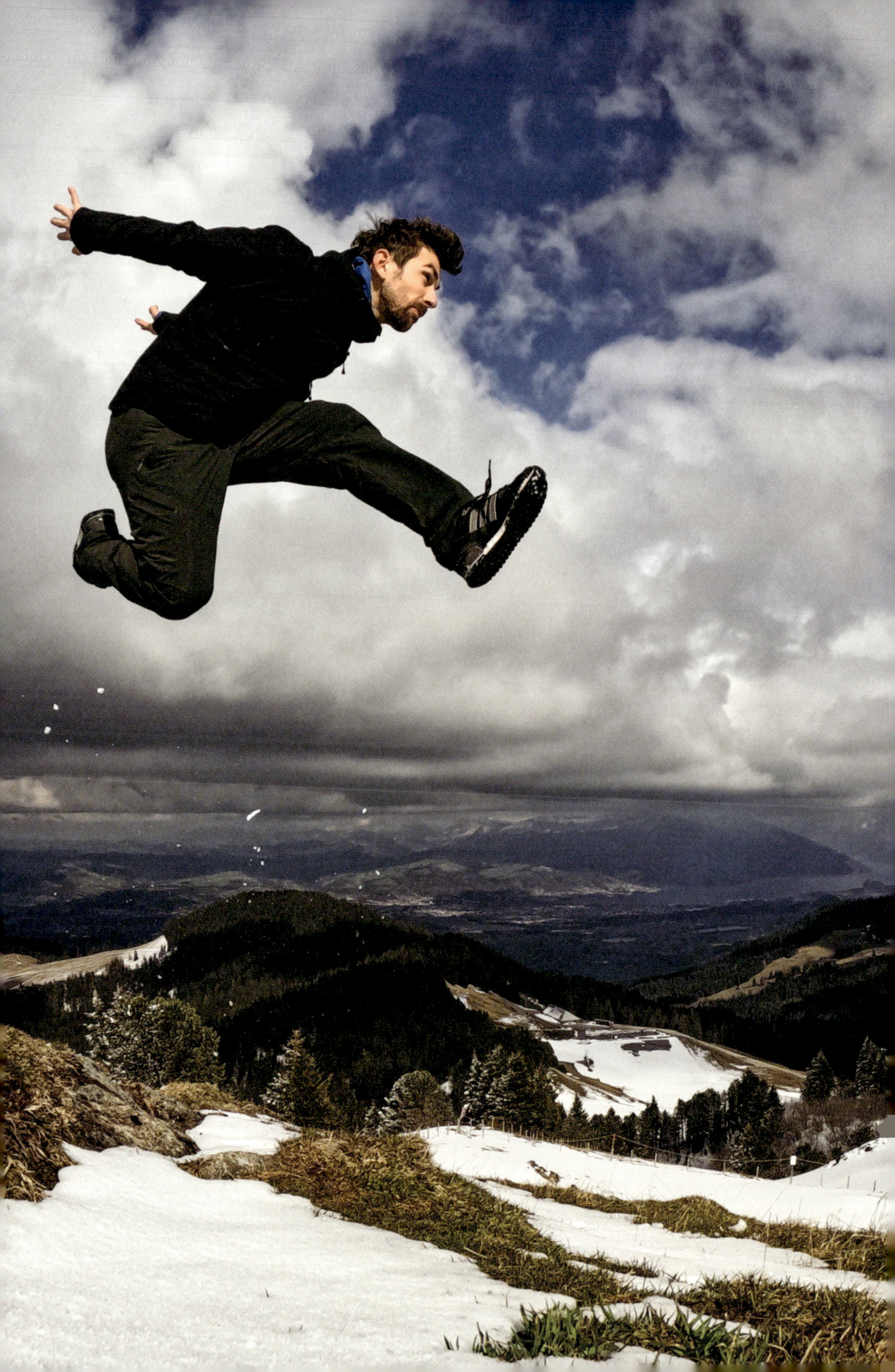

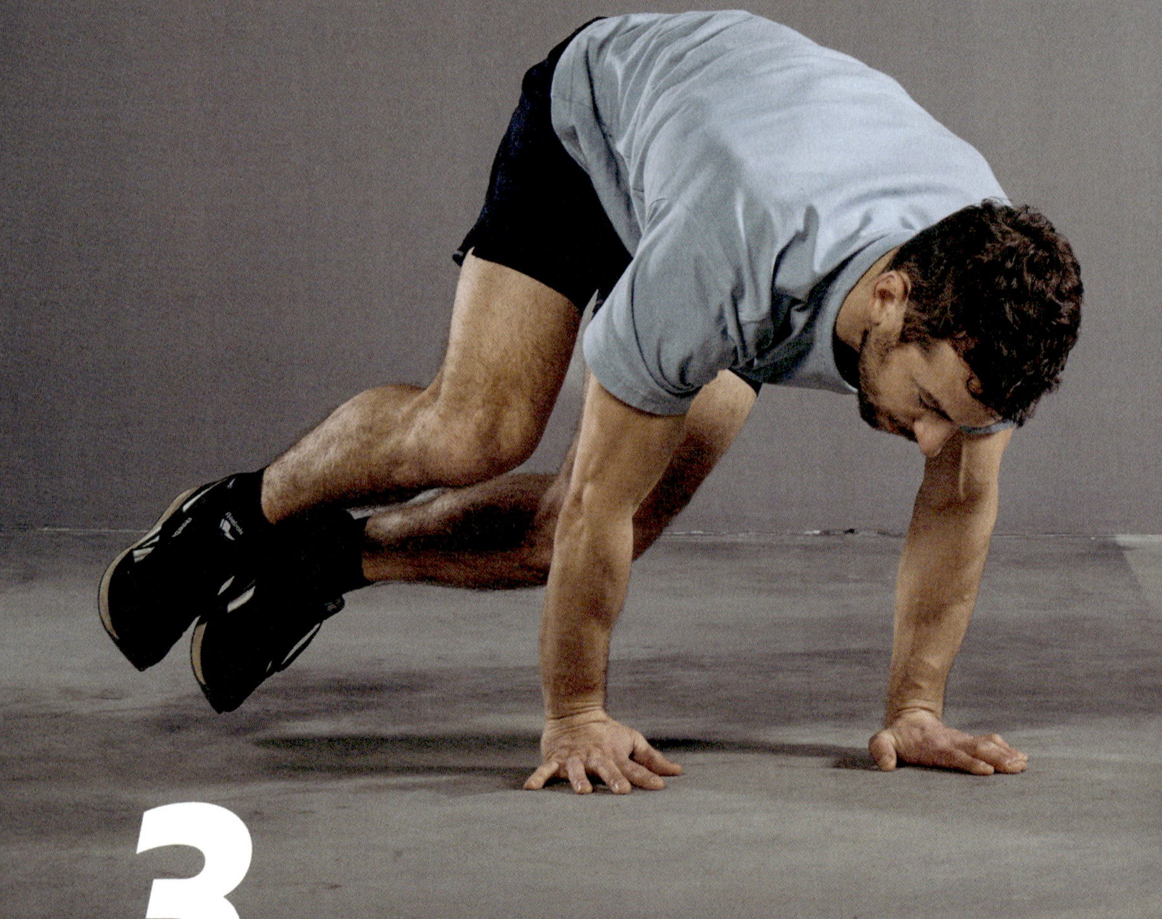
3

# BASIC SKILLS

## UND WIE DU SIE MEISTERST

In diesem Kapitel dreht sich alles um die allgemeine Stärkung deines Körpers und die Schaffung einer soliden Basis für effektives Ninja-Training. Unter dem Motto »Stumpf ist Trumpf« erkennst du, dass oft weniger mehr ist. Ziel ist es, nicht nur körperliche Fitness zu erreichen, sondern durch funktionelle Grundkraft mit geschmeidiger Leichtigkeit durchs Leben zu gehen. Dieses Kapitel fokussiert sich auf die essenziellen Bereiche Balance, Körperspannung, Dynamik und Koordination, um deine körperlichen und geistigen Fähigkeiten kontinuierlich zu erweitern und zu stärken.

# AKTIVIERE DEINEN KÖRPER VON KOPF BIS FUSS

Diese Mobilitätsroutine von Kopf bis Fuß ist darauf ausgelegt, den Körper zu aktivieren und jedes Gelenk durchzubewegen. Ich persönlich integriere diese Routine sowohl zu Beginn meines Trainings als auch im Alltag, um meinen Körper in Schwung zu bringen und »wach« zu kitzeln. Es ist eine Art, mich selbst daran zu erinnern, im Moment präsent zu sein und meine körperliche Präsenz vollständig zu aktivieren.

Der Vorteil dieser Routine liegt in ihrer Vielseitigkeit, du kannst sie beispielsweise auch gut als morgendliches Ritual nutzen, um aktiv in den Tag zu starten. Der fließende Übergang von Ruhe zu Bewegung signalisiert deinem Körper, dass es Zeit ist, aufzuwachen.

Interessant bei dieser Routine ist, dass es keine festen Zeitvorgaben oder starren Wiederholungszahlen gibt. Das Ziel ist, dass du lernst, auf deinen Körper zu hören. Führe die einzelnen Übungen so lange aus, bis du einen Effekt in Form einer Lockerung oder Entspannung verspürst – oft hilft es, dabei die Augen zu schließen. Um dir jedoch einen groben Richtwert zu geben: Ich wiederhole die einzelnen Übungen etwa fünf- bis zwölfmal pro Seite.

Diese Herangehensweise ermutigt dich, deine eigene körperliche Antwort zu erkunden und anzuerkennen, was den Alltag deutlich leichtfüßiger gestalten kann, indem du voller Energie und Bewusstsein in den Tag startest.

Diese Routine eignet sich ebenfalls hervorragend zur Integration in dein Aufwärmprogramm, da sie deinem Körper signalisiert: »Es geht los, jetzt passiert etwas!« Dies erleichtert den Start ins Training erheblich.

# KOPF NICKEN UND SEITLICH NEIGEN

**1.** Beginne, indem du deinen Kopf langsam vor und zurück neigst, als würdest du zustimmend nicken.

**2.** Führe dann eine seitliche Neigung aus, indem du deinen Kopf sanft zur Schulter neigst. Achte darauf, die Bewegungen sanft und kontrolliert durchzuführen, um die Nackenmuskulatur zu dehnen und Verspannungen zu lösen.

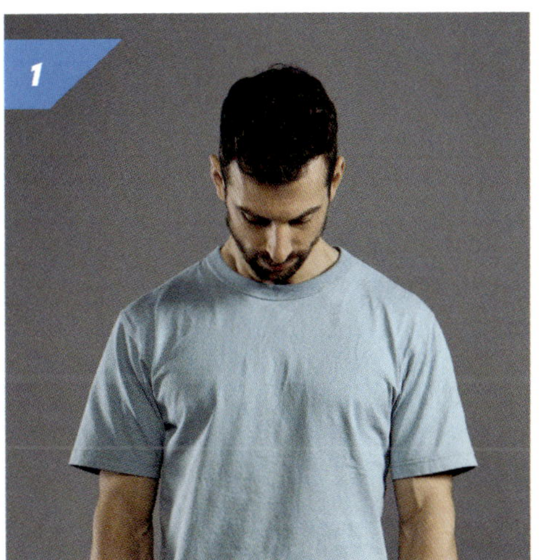


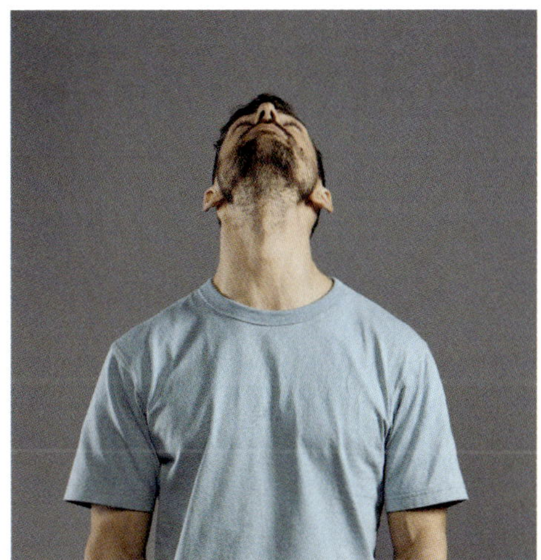

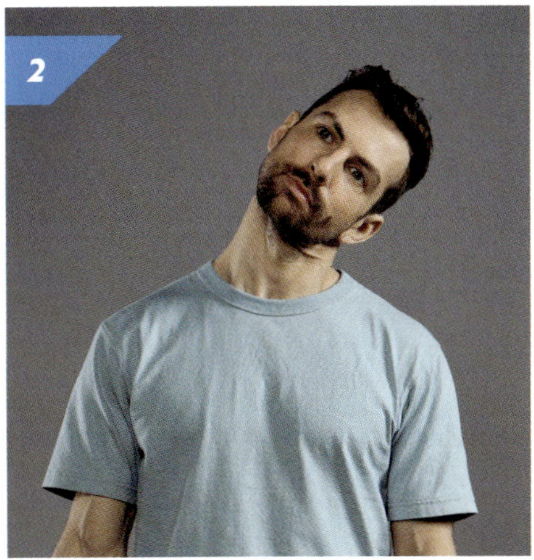


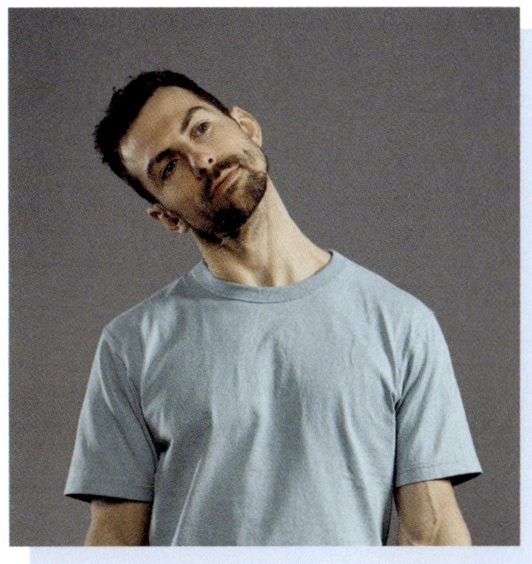

# SCHULTERN KREISEN

Lege deine Hände auf die Schultern und führe kreisende Bewegungen mit den Ellenbogen durch. Kreise zuerst vorwärts, dann rückwärts.

Diese Übung fördert die Beweglichkeit der Schultergelenke und hilft, Steifheit in den Schultern zu reduzieren. Achte darauf, die Bewegungen fließend und ohne Kraftanstrengung auszuführen.

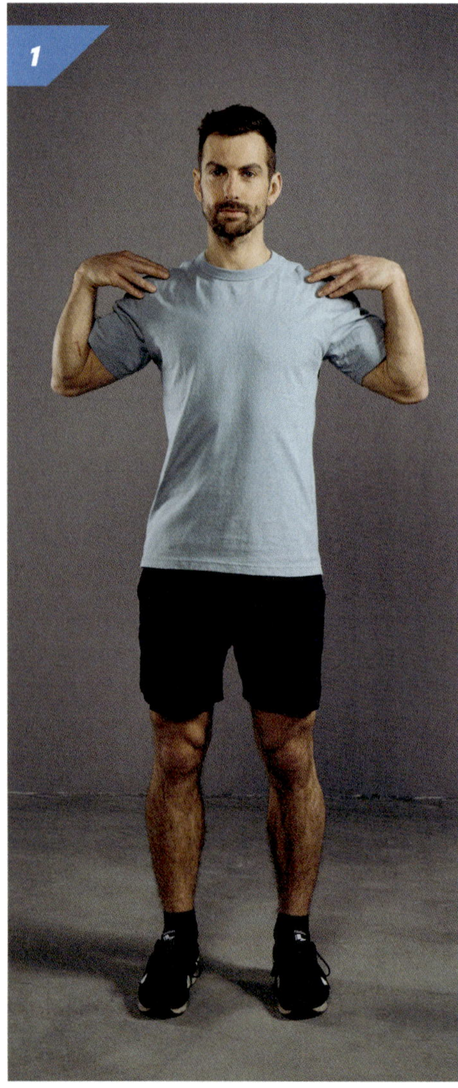
1

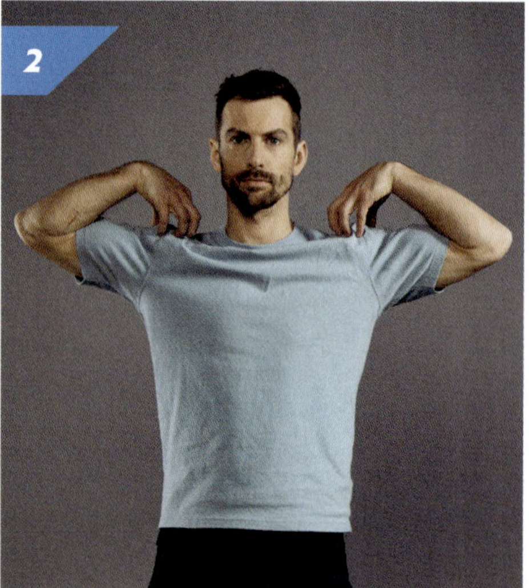
2

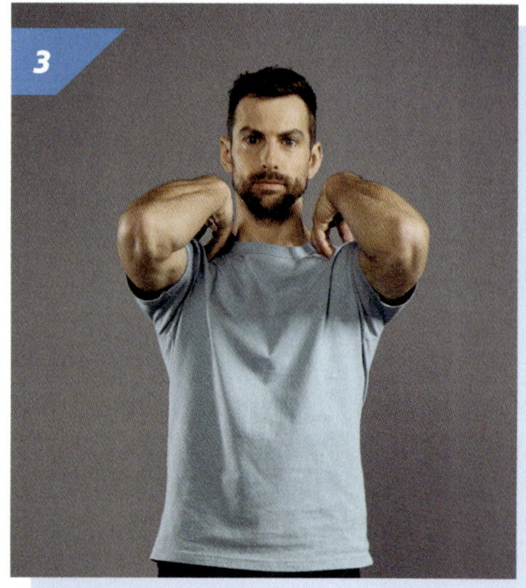
3

# ARME KREISEN

Strecke deine Arme über dem Kopf aus und lasse sie in großen Bewegungen kreisen. Kreise zuerst vorwärts, dann rückwärts.

Arbeite mehr mit Schwung als mit Kraft, um die Schultergelenke zu mobilisieren und die Durchblutung in den Armen zu fördern.

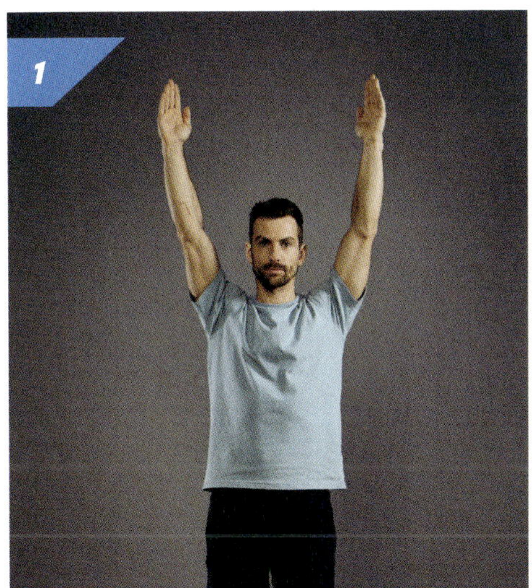


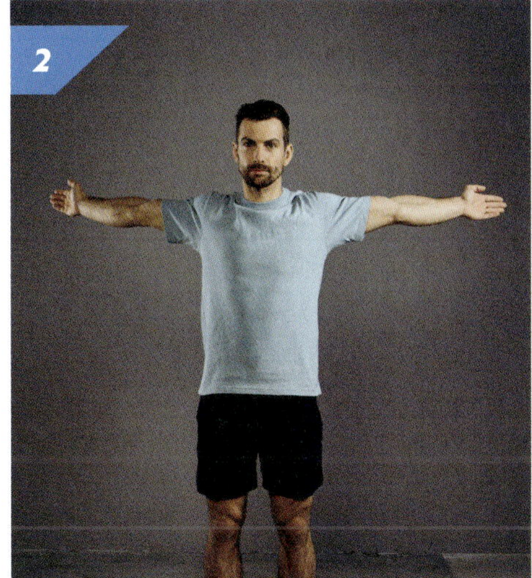


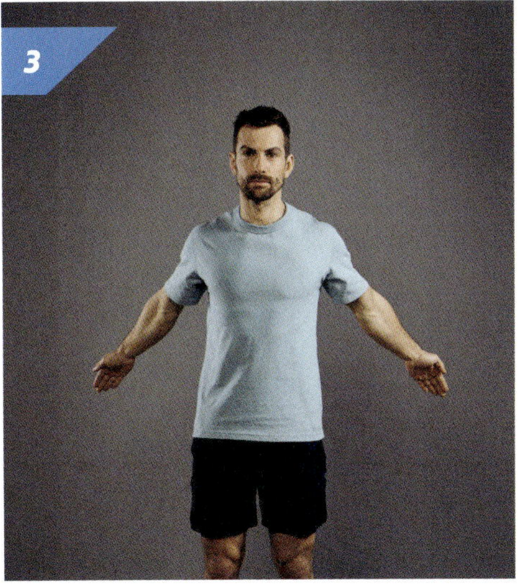


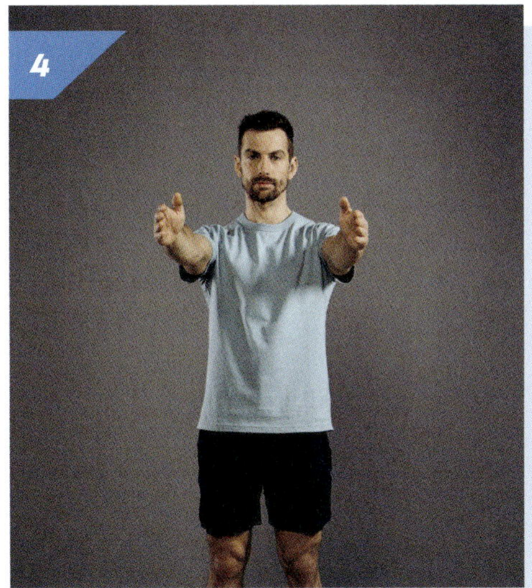

# OBERKÖRPER ROTIEREN

Strecke deine Arme seitlich aus und rotiere deinen Oberkörper bis zum Anschlag nach links und rechts. Achte darauf, am Ende jeder Drehung auszuatmen, um die Rotation zu vertiefen.

Diese Übung verbessert die Flexibilität der Wirbelsäule und fördert die Rumpfstabilität.

**WAS DU ZUSÄTZLICH MACHEN KANNST**
Eine Massage der Ohrläppchen und des Gesichts regt die Durchblutung an und kann sehr belebend und aktivierend wirken.

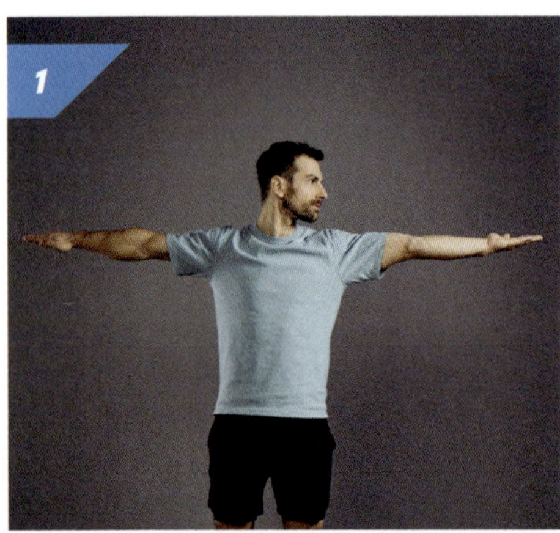


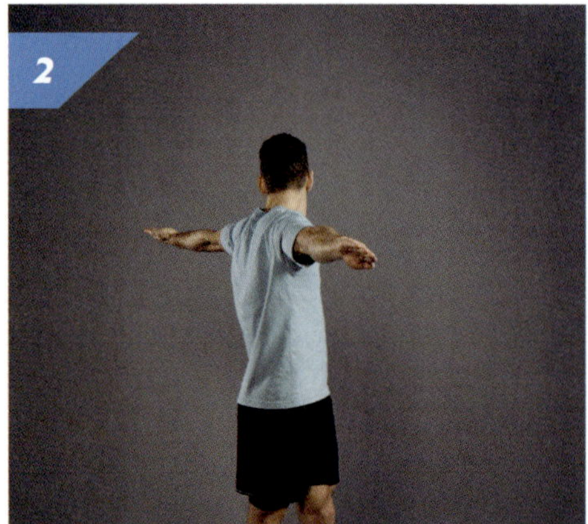


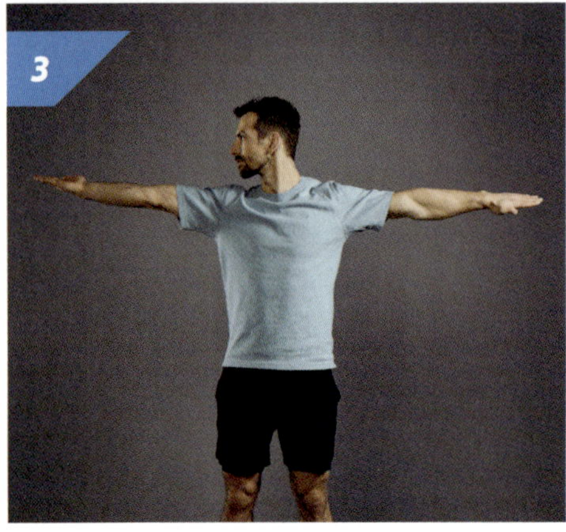


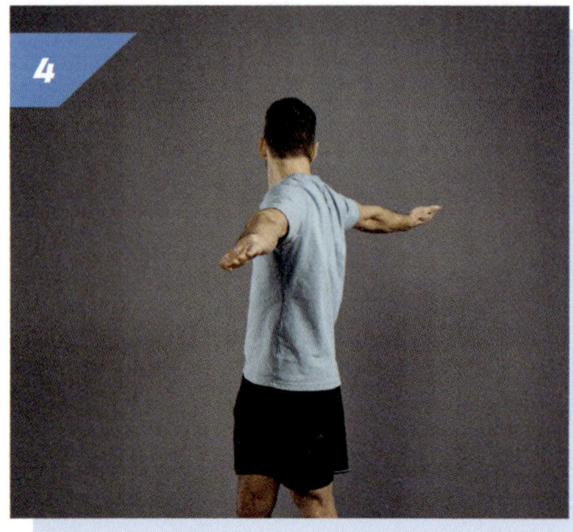

# STRECKEN

Stelle ein Bein hinter das andere, strecke die Arme über den Kopf und greife mit einer Hand das Handgelenk der anderen Hand. Neige dich sanft zur Seite, ohne zu stark zu ziehen, und wiederhole die Neigung dann zur anderen Seite.

Diese seitliche Streckung öffnet die Flanken und fördert die seitliche Flexibilität des Rumpfes.

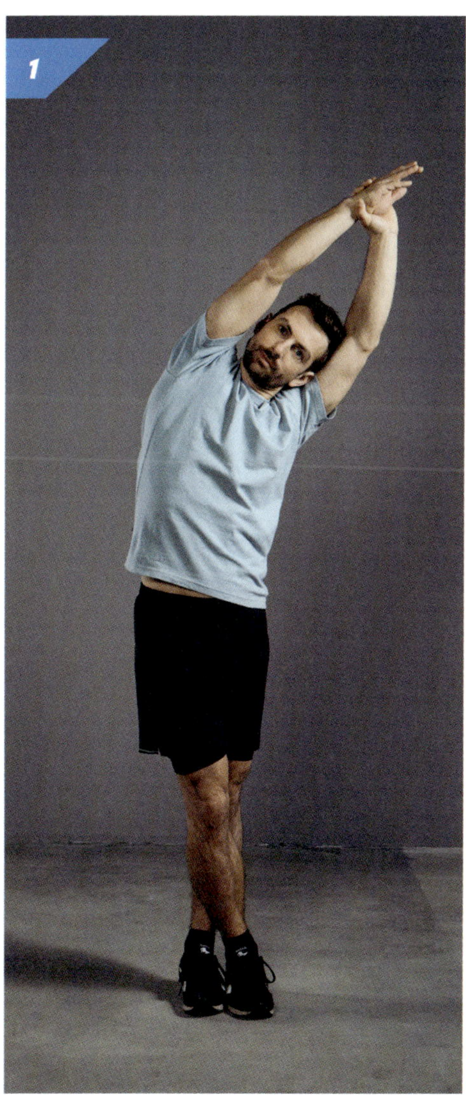


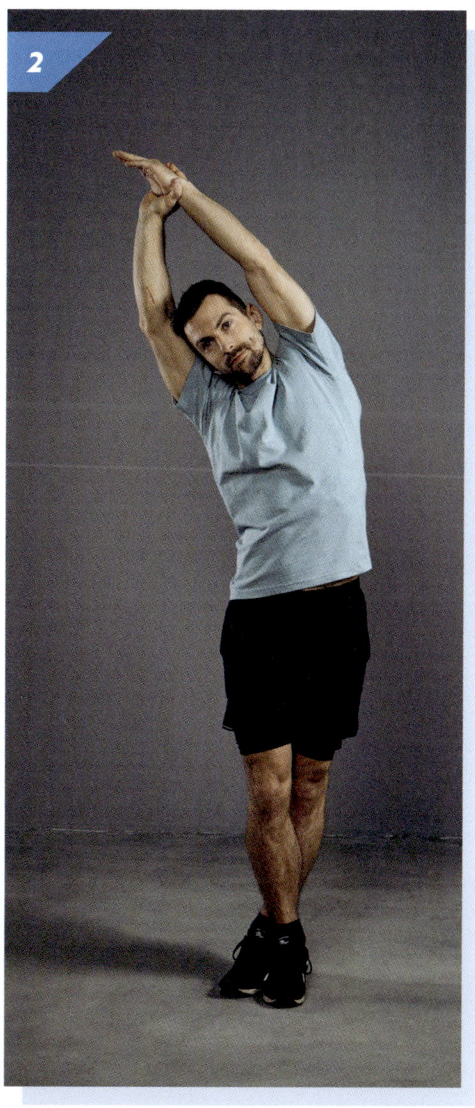

# BEINE SCHWINGEN

Stehe fest auf einem Bein und lasse das andere Bein locker vor und zurück schwingen. Wiederhole die Übung anschließend auf der anderen Seite.

Diese Übung verbessert die Beinbeweglichkeit und hilft, die Hüftgelenke zu lockern. Achte darauf, das Standbein leicht gebeugt und den Körper stabil zu halten.

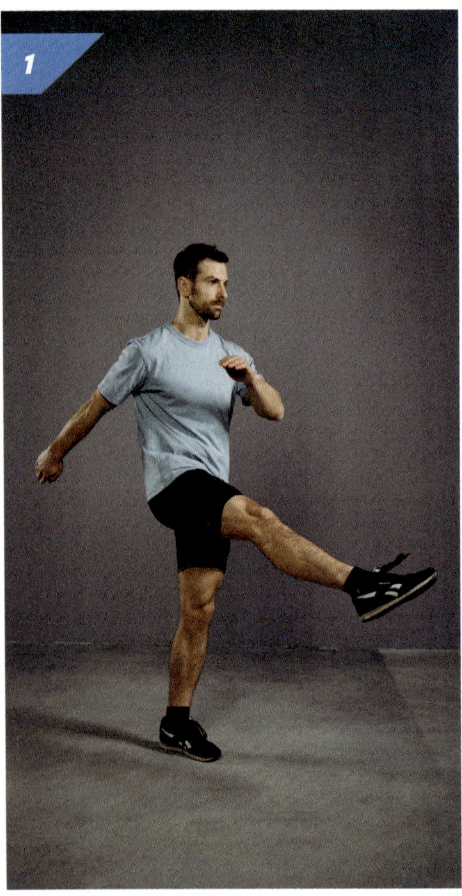


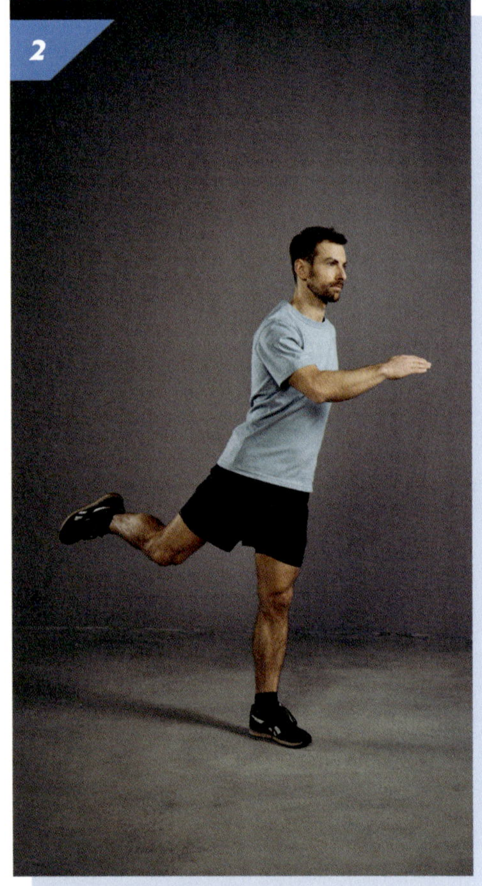

# FUSSGELENKE BEWEGEN

Hebe im aufrechten Stand ein Bein an und bewege das Fußgelenk des angehobenen Beins, indem du die Zehen hoch und runter kippst und dann das Fußgelenk von rechts nach links bewegst. Wiederhole die Übung anschließend mit dem anderen Fußgelenk und vermeide bei beiden kreisende Bewegungen, da das Sprunggelenk primär ein Klappgelenk ist.

Diese Übung fördert die Beweglichkeit im Fußgelenk und unterstützt eine gesunde Fußfunktion.

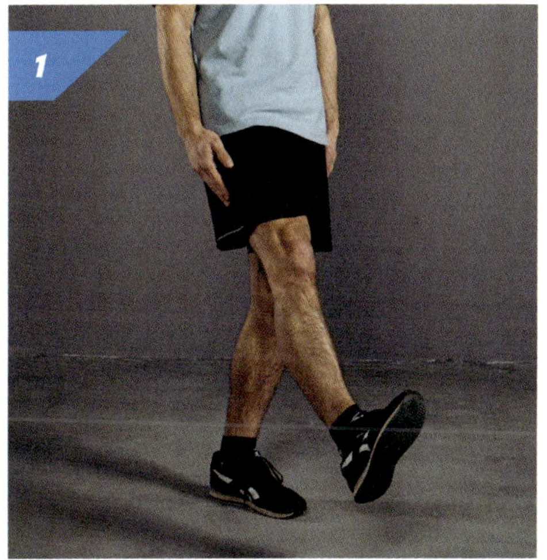


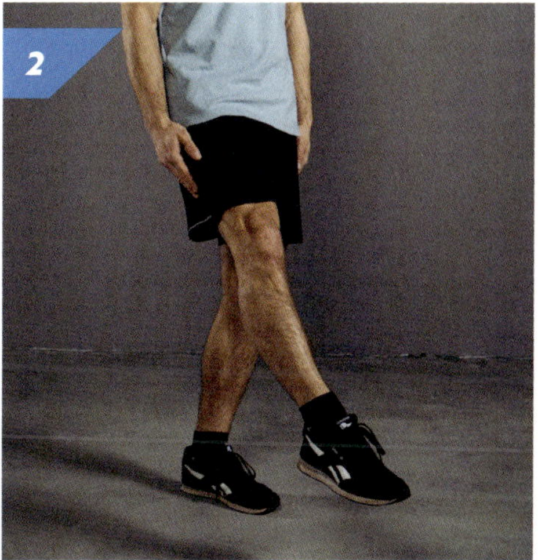


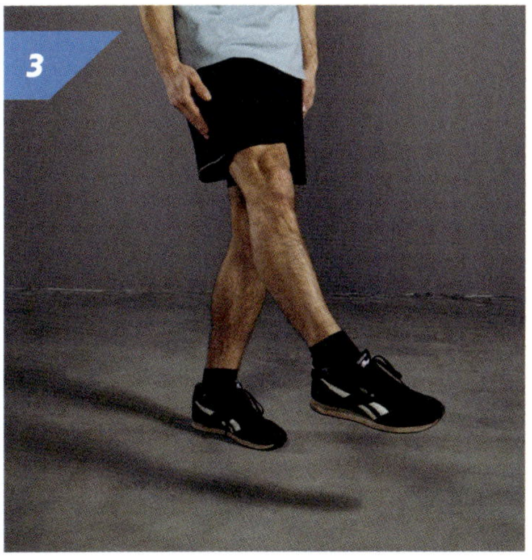


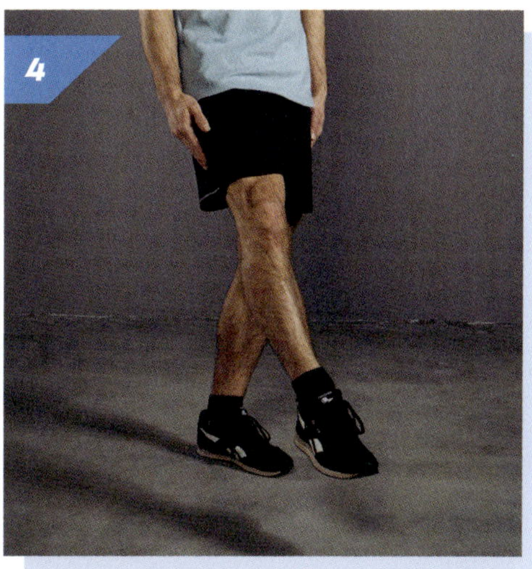

# HÜFTDEHNUNG IM SQUAT

1. Setze dich in einen tiefen Squat, bringe die Hände vor der Körpermitte zueinander, drücke mit den Ellenbogen von innen gegen die Knie und schiebe sie sanft nach außen. Halte den Rücken dabei gerade.

2. Für eine zusätzliche Dehnung rotiere den Rumpf und strecke einen Arm nach oben.

3. Komme anschließend wieder zur Mitte und drehe dich zur anderen Seite auf.

Diese Übung dehnt die Hüftbeuger, öffnet die Hüften und stärkt die untere Rückenmuskulatur.

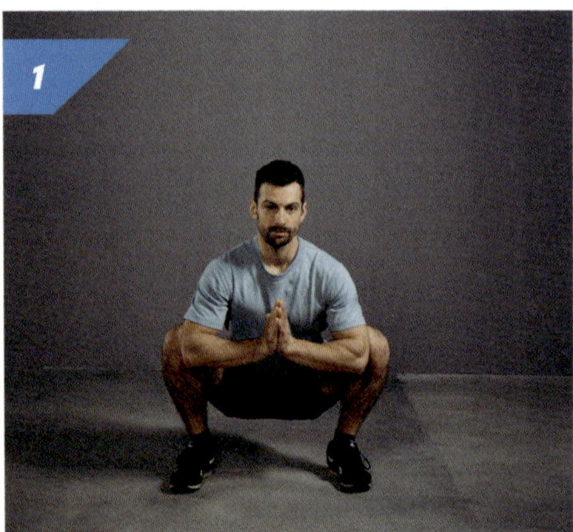


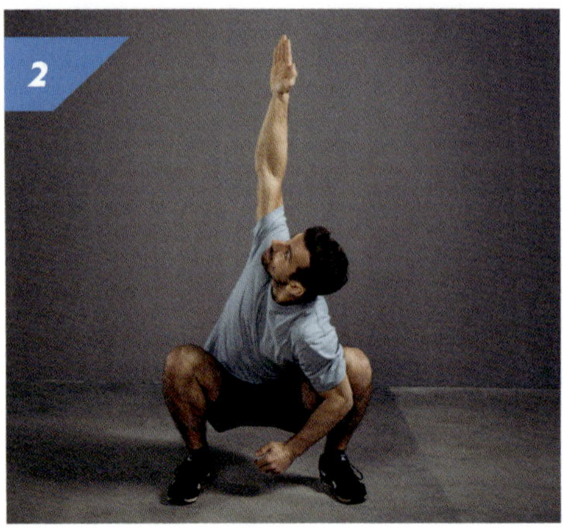


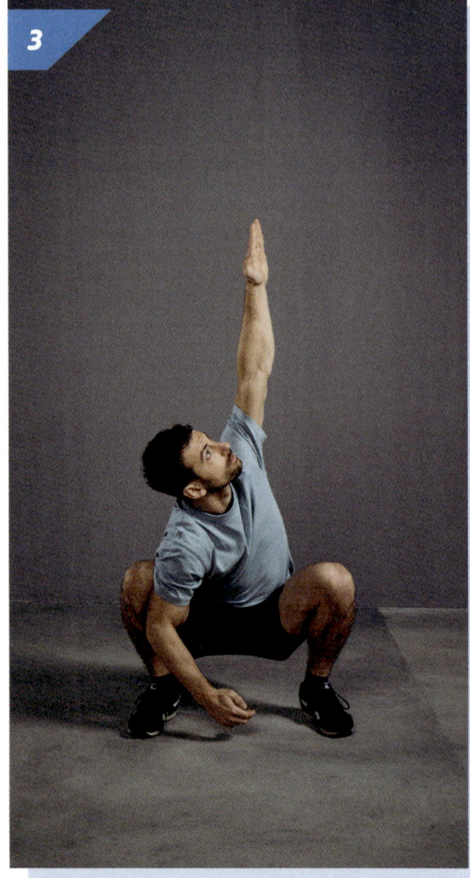

# BALANCE

## VERBESSERE DEINE STABILITÄT AUF HINDERNISSEN

Balancieren ist eine Kunst, die weit mehr erfordert als nur das Halten des Gleichgewichts. Ziel dieser Übungen ist es, verschiedene Aspekte der körperlichen Fitness zu entwickeln und zu verbessern, insbesondere Fokus, Koordination, Körperkontrolle und Körpergefühl. Diese Fähigkeiten sind nicht nur im Sport, sondern auch im Alltag von großer Bedeutung.

Beim Balancieren ist es wichtig, einen festen Punkt mit den Augen zu fixieren. Dieser kann sich direkt auf der Stange vor dir oder in der Ferne befinden. Diese Fokussierung hilft dir, deine Aufmerksamkeit zu zentrieren und das Gleichgewicht leichter zu halten. Gleichzeitig ist es hilfreich, leicht in die Knie zu gehen. Diese Haltung erhöht die Stabilität und ermöglicht es dir, schneller und effizienter auf Balanceschwankungen zu reagieren. Ein weiterer wichtiger Aspekt ist die Spannung in den Armen. Sie dient nicht nur der Balance, sondern auch der Feinabstimmung und Anpassung an kleine Bewegungen.

Es ist entscheidend zu verstehen, dass dein Körper sich beim Balancieren permanent bewegt. Diese kontinuierliche Bewegung ist ein natürlicher und notwendiger Teil des Balancierens. Es geht nicht darum, vollkommen stillzustehen, sondern darum, diese Bewegungen zu kontrollieren und harmonisch mit ihnen umzugehen. Insgesamt bietet das Balancieren eine hervorragende Möglichkeit, das Bewusstsein für deinen Körper zu schärfen und gleichzeitig eine Reihe von Fähigkeiten zu entwickeln, die beim Ninja-Training sowie in vielen weiteren Bereichen des Lebens nützlich sind.

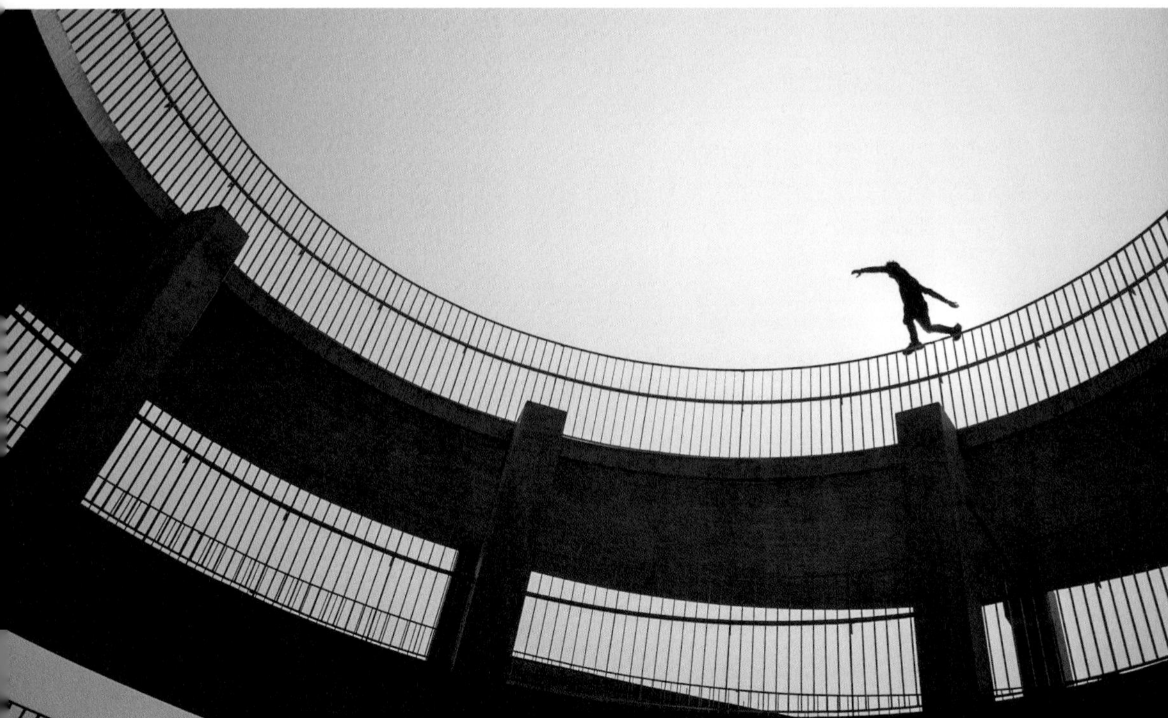

# AUF EINER STANGE BALANCIEREN

Die folgenden Schritte bieten einen strukturierten Ansatz, um das Balancieren auf einer Stange effektiv zu erlernen und zu verbessern. Jeder Schritt baut auf dem vorherigen auf und fördert eine allmähliche Steigerung der Fähigkeiten. Dabei eignet sich eine Stange, die ungefähr auf der Höhe deines Schienbeins oder Knöchels ist, von der du leicht abspringen kannst.

## SCHRITT 1

1. Praktiziere das einbeinige Balancieren, um deine Koordination und Konzentration zu schärfen. Übe die Standfähigkeit, indem du abwechselnd auf dem linken und rechten Bein balancierst, um die Stabilität jedes Beines individuell zu stärken.

2. Gehe leicht in die Knie, um den Schwerpunkt zu senken und die Balance zu verbessern.

3. Erlaube kontinuierliche Körperbewegungen, um dich an die natürlichen Schwankungen beim Balancieren zu gewöhnen.

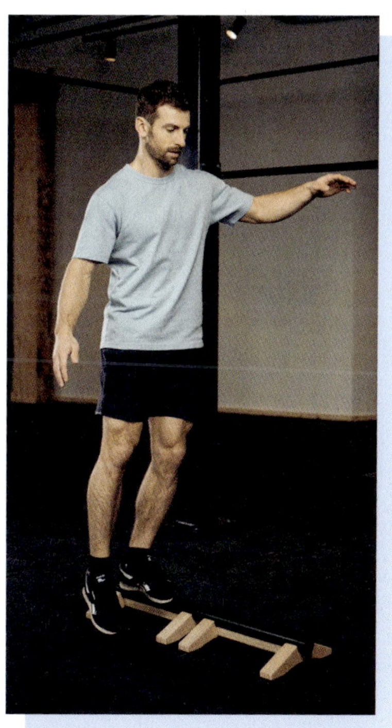

### PRO-TIPP

Es ist ideal, wenn du täglich ein paar Minuten Balancieren als kleine Pausen- und Fokusübung in den Alltag integrierst.

# SCHRITT 2

1. Wenn du sicher auf einem Bein stehst, platziere das freie Bein vor dich auf die Stange und verlagere langsam das Gewicht auf das vordere Bein.

2. Nun finde deine Balance auf dem Fuß und mache den nächsten Schritt erst bei einem sicheren Stand. Übe diesen Vorgang nach vorne und nach hinten.

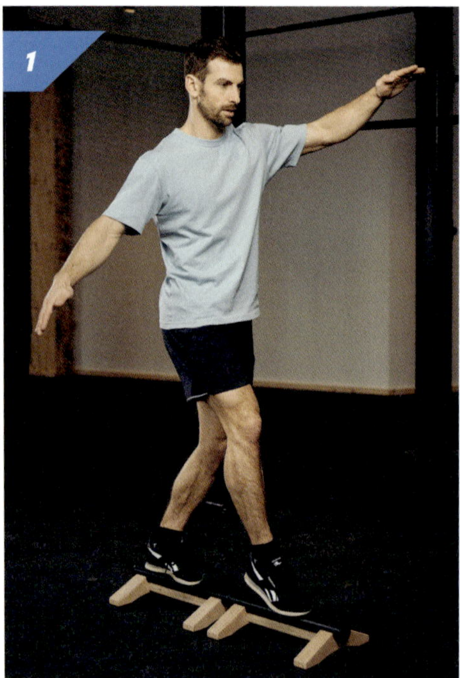


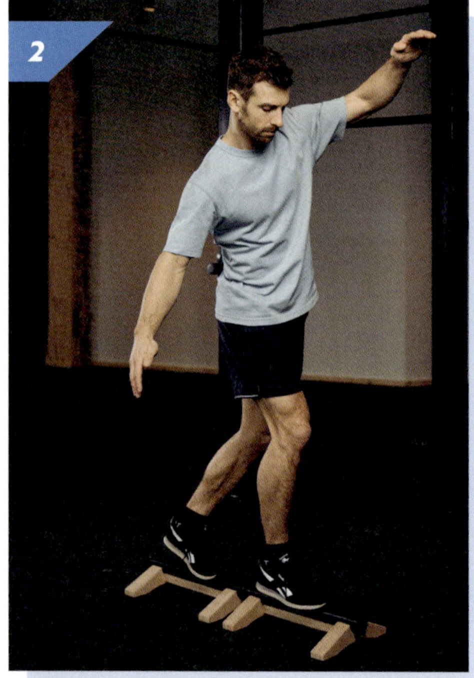

# SCHRITT 3

1. Verlagere dein Gewicht so auf die Fußballen, dass deine Fersen die Stange nicht berühren, um eine stabile und dynamische Balanceposition zu erreichen. Gehe leicht in die Knie, um eine tiefere und stabilere Haltung einzunehmen und den Schwerpunkt zu senken. Halte deinen Schwerpunkt zentral über deinen Füßen, um eine gleichmäßige Gewichtsverteilung und bessere Kontrolle zu gewährleisten.

2. Baue Spannung im gesamten Körper auf, um eine feste und kontrollierte Haltung zu unterstützen, die deine Balance verbessert. Leite die Drehbewegungen ein, um die Richtung auf der Stange zu ändern.

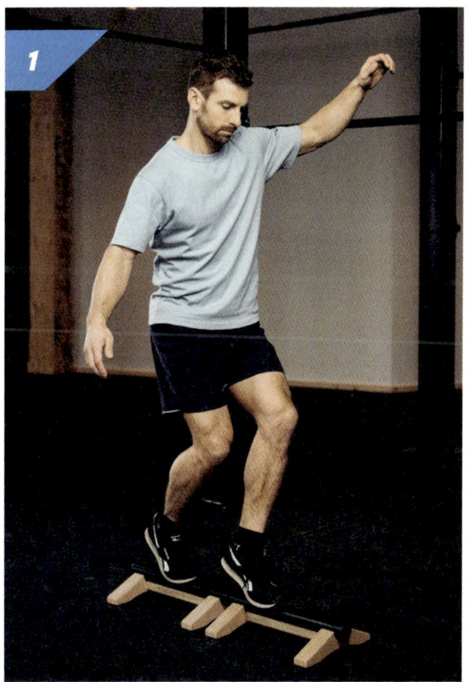


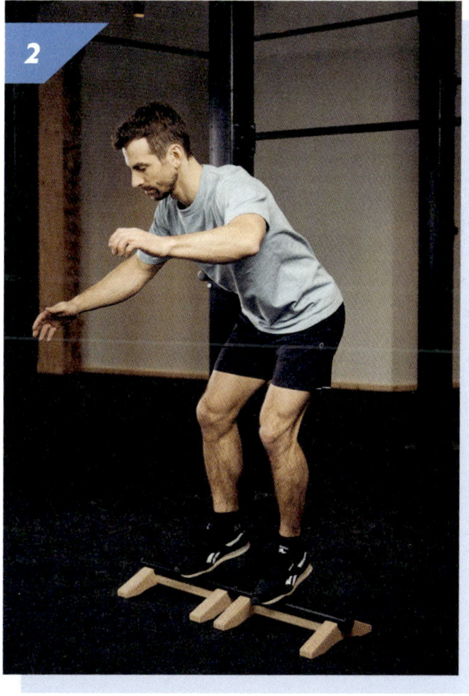

# SCHRITT 4

1. Beginne die Übung in einer hockenden Position, um von einer niedrigeren Basis aus zu starten.

2. Stehe langsam auf, um die Kontrolle über deine Bewegungen zu behalten. Strecke deine Arme mit Spannung nach vorne, um die Balance zu unterstützen und den Rumpf zu stabilisieren.

Solltest du das Gleichgewicht verlieren, gehe sofort wieder in die Knie, um dich zu stabilisieren und einen Sturz zu verhindern. Übe das seitliche Stehen, um die seitliche Balance zu verbessern und die Stabilität auf einer geringeren Standfläche zu trainieren.

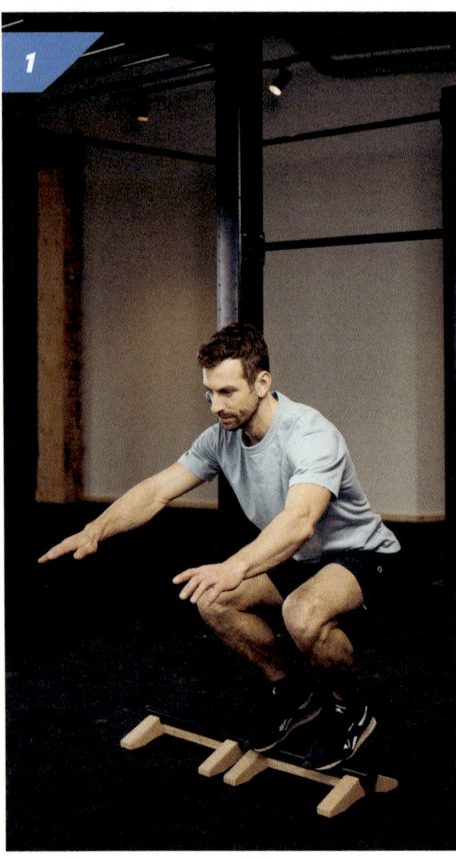
1

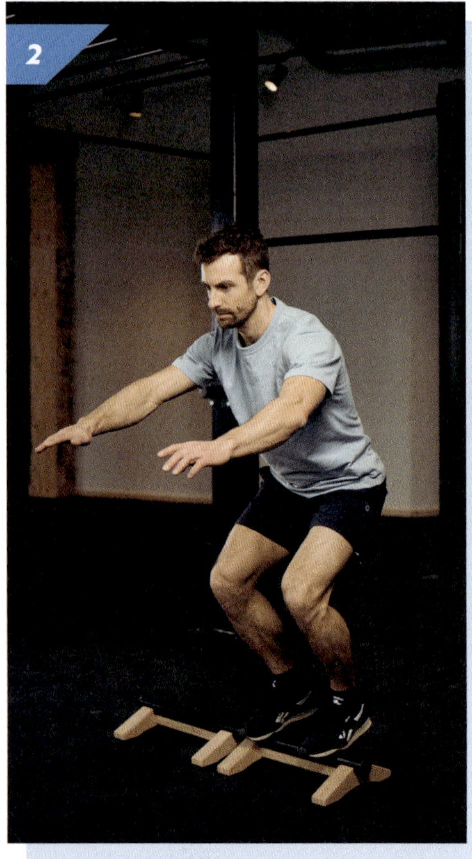
2

# BALANCIEREN AUF DEM BALANCE BOARD

Das Balance Board, auch bekannt als Wackelbrett oder Wackelboard, ist ein Trainingsgerät, das aus einem Brett besteht, welches auf einer Rolle oder einer Halbkugel balanciert. Diese Basis kann entweder fest mit dem Brett verbunden oder beweglich sein. Es gibt verschiedene Varianten des Balance Boards, die je nach Komplexität und Schwierigkeitsgrad für unterschiedliche Nutzergruppen geeignet sind – von Kindern über Anfänger bis hin zu Fortgeschrittenen. Während das Balancieren auf einer festen Stange ein hohes Maß an Präzision und Körperbewusstsein erfordert, fügt das Balancieren auf einem Balance Board eine zusätzliche Dimension hinzu: das sich bewegende Objekt. Ob es sich um ein Board, eine runde Scheibe oder einen Ball handelt, die instabile Unterlage des Balance Boards erhöht den Schwierigkeitsgrad. Dies fördert nicht nur die bereits genannten Fähigkeiten wie Fokus, Gleichgewichtssinn und Kernstabilität, sondern verbessert auch die Anpassungsfähigkeit und Reaktionszeit des Körpers. Das Balancieren auf einem Balance Board simuliert Situationen, in denen es keinen stabilen Untergrund gibt – wie es auch bei Ninja-Hindernissen häufig der Fall ist. Es fordert den Körper heraus, kontinuierlich kleine Anpassungen vorzunehmen, um das Gleichgewicht zu halten. Diese ständige Anpassung stärkt die tief liegenden Muskeln und verbessert die propriozeptive Wahrnehmung – die Fähigkeit, die Position des Körpers im Raum zu erkennen, ohne hinzusehen. Diese Fähigkeit ist bei Sportarten wie Parkour, Ninja oder Boulder extrem hilfreich.

Zusammengefasst ergänzen sich das Balancieren auf einer festen Stange und auf einem Balance Board perfekt. Während das Balancieren auf einer Stange die Grundlagen von Gleichgewicht und Körperbeherrschung vermittelt, fügt das Balance Board eine zusätzliche Herausforderung hinzu und bereitet den Körper auf dynamische, sich verändernde Umgebungen vor. Beide Formen des Trainings sind wertvolle Werkzeuge, um die körperliche und mentale Fitness zu steigern.

Für die folgenden drei Übungen kannst du ein Board mit einer festen oder beweglichen Rolle darunter nutzen. Du kannst diese Übungen ebenfalls auf diverse Wackelbretter adaptieren.

# STABILITÄT AUF DEM BALANCE BOARD FINDEN

1. Beginne damit, das Board vor einer Wand zu positionieren. Diese dient als Stütze. Alternativ kannst du dir natürlich auch deinen Trainingspartner zur Hilfe nehmen.

2. Stelle dich mit gespreizten Beinen auf das Board und achte dabei darauf, den Rücken gerade zu halten.

3. Halte dich zunächst an der Wand oder der helfenden Hand fest, um das Gleichgewicht zu finden. Versuche dann allmählich, deine Hand von der Wand zu lösen und das Gleichgewicht selbstständig zu halten. Achte darauf, dass das Board nicht den Boden berührt. Wichtig ist eine kontinuierliche, gleichmäßige Atmung. Vermeide es, die Luft anzuhalten.

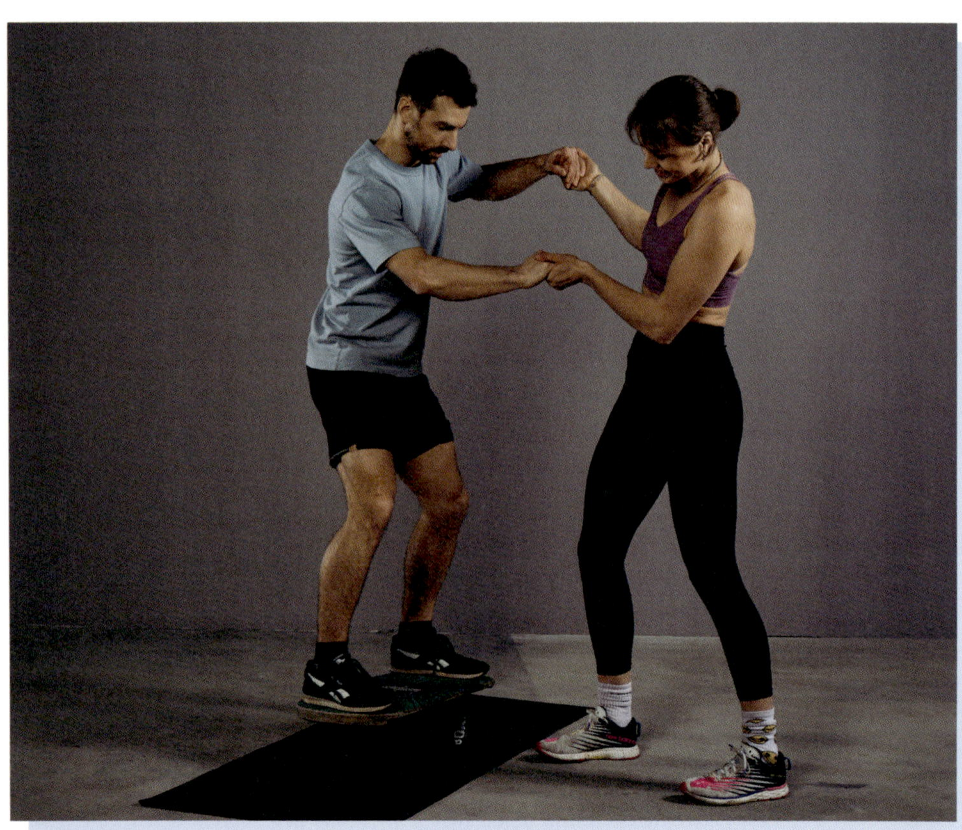

# GEWICHTSVERLAGERUNG

Stelle dich entspannt auf das Board, die Arme locker an den Seiten. Bleibe in Hüfte und Beinen flexibel. Verlagere dein Gewicht sanft von einem Fuß auf den anderen, sodass das Board zuerst zur rechten, dann zur linken Seite neigt.

Für Anfänger ist es normal, dass das Board den Boden berührt. Mit der Zeit kannst du versuchen, diese Berührungen zu vermeiden.

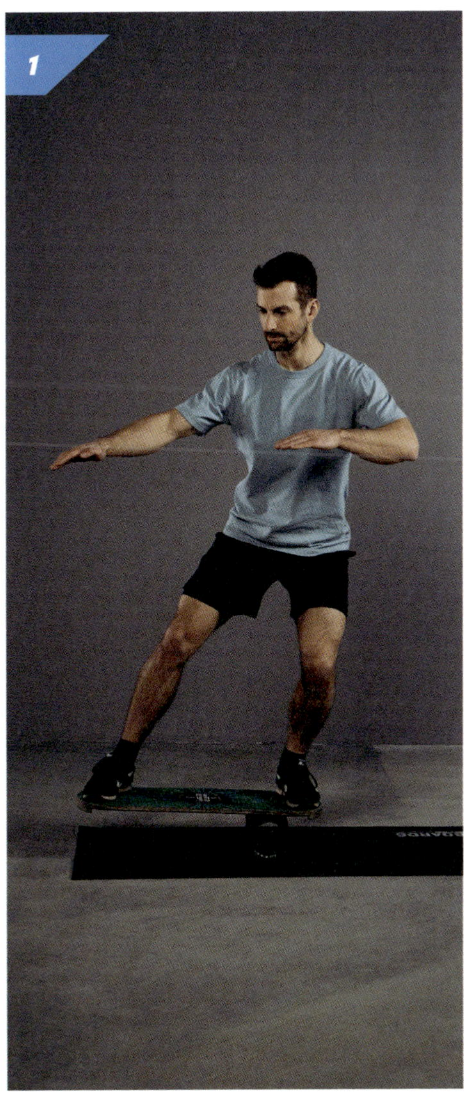


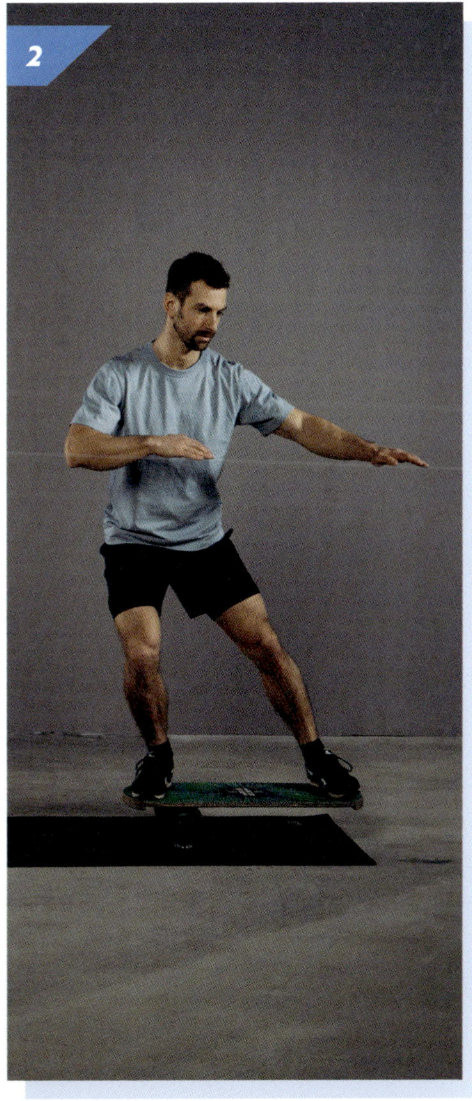

# KNIEBEUGEN AUF DEM BOARD

Stelle dich breitbeinig auf das Brett und halte es in einer waagerechten Position. Gehe mit einem geraden Rücken in die Knie, sodass Ober- und Unterschenkel einen rechten Winkel bilden. Halte die Position kurz und richte dich dann wieder auf. Wiederhole diese Übung 5- bis 7-mal, um die Balance und Beinkraft zu stärken.

Diese drei Übungen sind ideal, um sich mit dem Balance Board vertraut zu machen und schrittweise die Balance und Körperkontrolle zu verbessern.

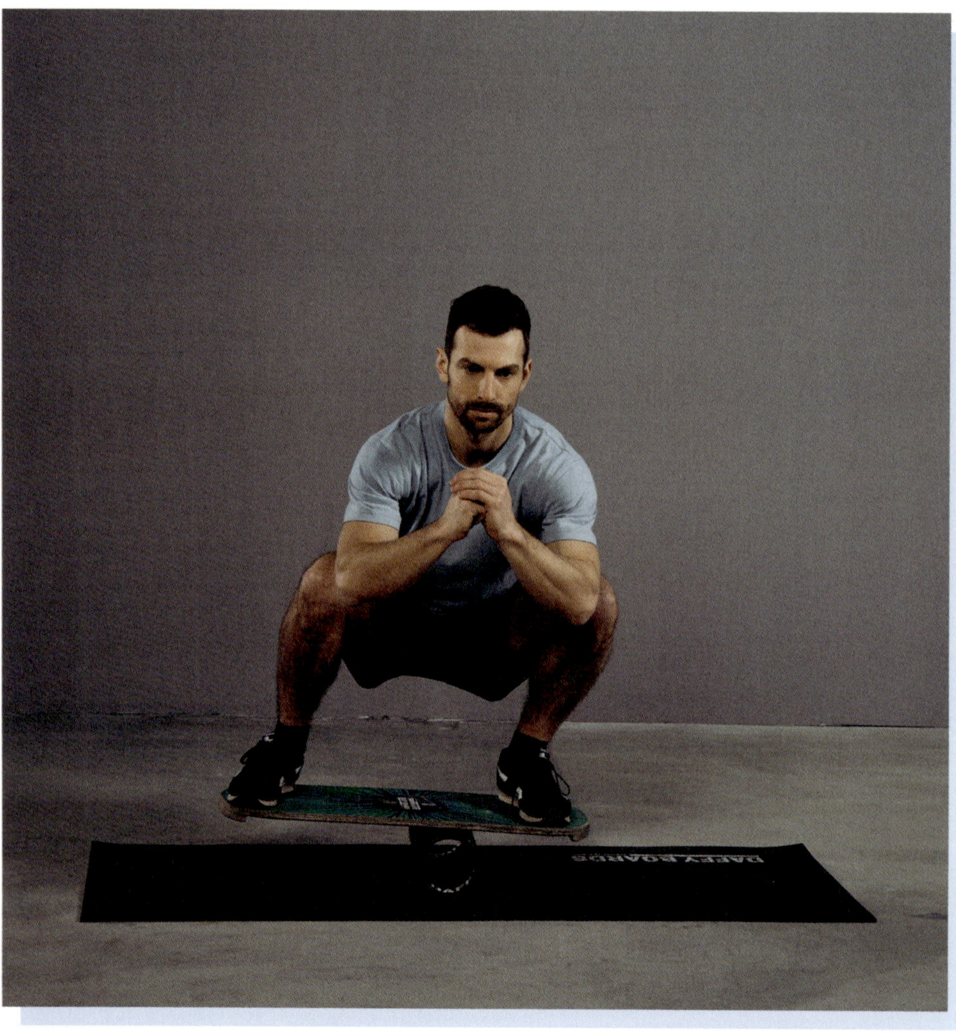

# PRO BALANCE CHALLENGE

Wenn du es schaffst, sicher auf dem Board zu balancieren, kannst du es dir jetzt noch etwas erschweren. Mit den folgenden fünf Techniken kannst du deine Balancefähigkeiten auf das nächste Level bringen. Teste dich vorsichtig an die Übungen heran und stelle sicher, dass du um dich herum ausreichend Platz hast.

- **Übung 1:** Lege deinen Kopf in den Nacken und blicke nach oben.
- **Übung 2:** Schließe deine Augen und versuche die Balance zu halten.
- **Übung 3:** Für den einbeinigen Stand auf dem Balance Board drehe deinen Fuß um 90 Grad, platziere die Rolle unter deinem Fuß und halte den Schwerpunkt tief.
- **Übung 4:** Die Standwaage: Stelle dich auf ein Bein, beuge dieses leicht, strecke die Arme zur Seite aus und lehne dich nach vorne. Strecke das freie Bein parallel über den Boden nach hinten aus.
- **Übung 5:** Gehe leicht in die Knie und kreise mit deinen gestreckten Armen langsam nach vorne oder hinten.

**PRO-TIPP**

Auch Übungen wie Liegestütz, Kniebeugen oder Sit-ups können auf Balance Boards ausgeführt werden und stärken zusätzlich die Tiefenmuskulatur.

# KRAFT

## WERDE EINS MIT DEINEM KÖRPER

Das Ziel des Krafttrainings liegt darin, dir die nötige Stärke und Sicherheit zu verleihen, damit du die Techniken und Übungen, die im Ninja-Sport, Parkour, Bouldern und sogar im Alltag gefragt sind, kraftvoll und zugleich dynamisch ausführen kannst. Dieser Bereich des Trainings bedeutet nicht, dass du unbekanntes Terrain betrittst, sondern auf altbewährte Methoden zurückgreifen kannst. Die Konzentration liegt auf den absoluten Basics, denn diese Fundamente sind entscheidend, um deinen Körper zu schützen, deinen Bewegungen eine grundlegende Leichtigkeit zu verleihen und dich in deiner Dynamik zu unterstützen. Das übergeordnete Ziel dieser Übungen ist es, dich in deinen Bewegungen leichtfüßig und geschmeidig fühlen zu lassen und eine Einheit mit deinem Körper zu bilden. Gleichzeitig baut dieses Training die notwendige Kraft auf, um Stöße abzufedern, kraftvoll abzuspringen und die erforderliche Spannung zu halten. Es geht darum, eine solide Basis zu schaffen, die es dir ermöglicht, sowohl die spezifischen Fähigkeiten zu meistern als auch im Alltag mit einer natürlichen Leichtigkeit zu agieren.

Wenn du dir anschaust, welche Muskelgruppen und Körperregionen beim Ninja-Training besonders gefordert werden, kommst du schnell zu der Erkenntnis: Es sind tatsächlich »alle«. Auch wenn du dich bei vielen Hindernissen vorrangig mit den Armen kraftvoll voranbewegst, benötigst du deinen gesamten Körper, um dich durch den Parcours zu manövrieren. Deine Beine setzen zum Absprung an, um das nächste Hindernis zu erreichen, während deine Unterarme dafür sorgen, dass du dich festhalten kannst. Die Oberarme und der Rücken ziehen dich nach oben, und deine Hüftbeuger sowie Bauchmuskeln verleihen dir den nötigen Schwung. All diese Bewegungen greifen nahtlos ineinander, in einer komplexen und dynamischen Abfolge.

Diese Beschreibung mag sehr vereinfacht und oberflächlich erscheinen, doch das Wesentliche, das du daraus mitnehmen solltest, ist die Erkenntnis, dass dein Körper niemals isoliert einzelne Muskelgruppen beansprucht. Vielmehr funktioniert er wie ein eng verwobenes Netz oder ein präzise ineinandergreifendes Zahnradsystem, in dem alle Komponenten miteinander verbunden und voneinander abhängig sind. Aus diesem Grund sind dynamische Kraftübungen sowie eine vielseitige Trainingsgestaltung von enormer Bedeutung.

Genau nach diesem Schema sind auch meine Workouts konzipiert: als Zirkeltraining, das eine perfekte Ergänzung zu deinem Techniktraining darstellt. So baust du nicht nur eine solide Grundlage an Kraft auf, sondern förderst auch deine Beweglichkeit – essenzielle Voraussetzungen, um die vielfältigen Herausforderungen des Ninja-Trainings erfolgreich zu meistern.

# STUMPF IST TRUMPF: FÜNF ÜBUNGEN FÜR DEINE GRUNDKRAFT

Nun möchte ich dir die Basicroutine »Stumpf ist Trumpf« vorstellen. Diese besteht aus fünf Übungen und ihren zahlreichen Variationen.

Diese Routine dient mir persönlich ebenfalls als Referenzroutine, über die ich schon im Abschnitt »Der Vorteil von Trainingsroutinen« (Seite 43) gesprochen habe, um meinen aktuellen Trainingszustand zu beurteilen. Im Laufe der Jahre hat sich für mich folgender Referenzrichtwert etabliert:

- 8 Klimmzüge
- 15 Liegestütze
- 25 Sit-ups
- 10 Dips
- 15 Jumping-Squats

Wenn ich dieses Training in drei Runden absolviere, kann ich sehr schnell einschätzen, wie fit ich mich fühle. Wenn es mir schwerfällt, weiß ich, dass ich in letzter Zeit vielleicht ein wenig gemütlicher war. Fühlt sich das Workout jedoch überraschend leicht an, weiß ich, ich bin »voll im Saft«.

Ich werde dir alle Übungen inklusive einer Vorübung und zwei oder mehr Variationen vorstellen. Im Anschluss findest du entsprechende Beispiele für Routinen, an denen du dich orientieren darfst. Gleichzeitig möchte ich dir zeigen, wie du diese Workouts skalieren und variieren kannst. Denn wie wir bereits wissen, ist Abwechslung im Training entscheidend, um kontinuierliche Fortschritte zu erzielen und die Motivation hochzuhalten.

# KLIMMZUG-VARIATIONEN

Ein Klimmzug ist eine Übung zur Stärkung der Oberkörpermuskulatur, bei der du dich an einer Stange mit den Händen festhältst und deinen Körper hochziehst, bis das Kinn höher ist als die Stange. Wichtig ist, die Handflächen entweder von dir weg (Obergriff) oder zu dir hin (Untergriff) zu positionieren, je nach gewünschter Intensität und Zielmuskulatur. Achte darauf, dass deine Bewegungen kontrolliert sind, deine Schultern aktiv nach unten gezogen werden und der Rumpf stabil bleibt, um eine effektive und sichere Ausführung zu gewährleisten.

## VORÜBUNG

Das umgekehrte Rudern ist eine flexible Übung zur Stärkung von Rücken, Armen und Rumpf, die sich in ihrer Intensität anpassen lässt, je nachdem, wie steil du dich positionierst. Diese Übung fördert die Oberkörperkraft und dient gleichzeitig als Vorübung für Klimmzüge, während sie auch die Haltung verbessert.

1. Hänge dich unter die Stange und stelle deine Beine gestreckt auf den Boden.

2. Ziehe dich nach oben, sodass deine Brust die Stange berührt.

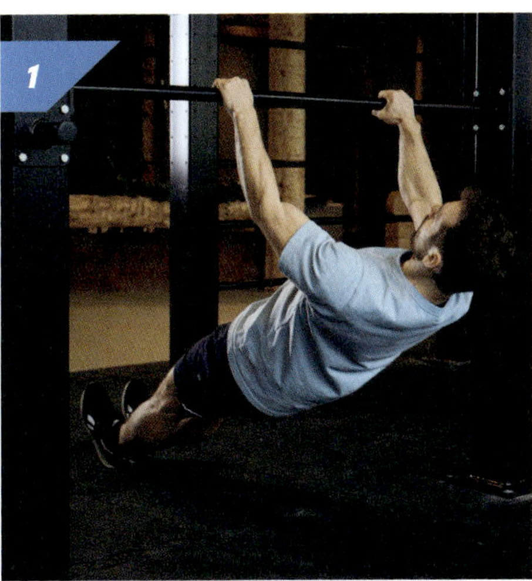


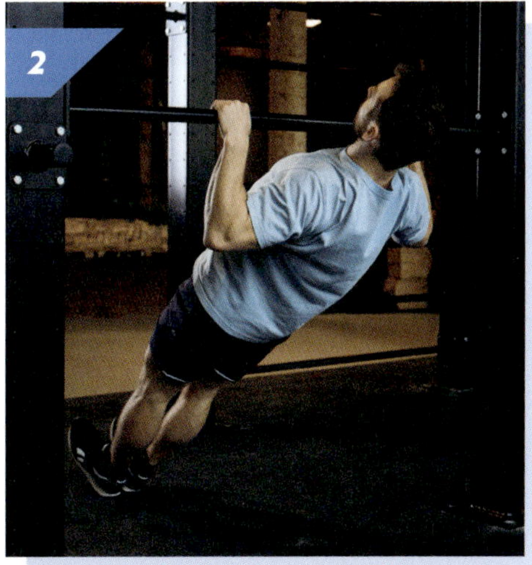

# VARIATION 1

1. Beim Klimmzug mit Obergriff greifst du die Stange mit den Handinnenflächen von dir weggerichtet, etwa schulterbreit auseinander.

2. Dann ziehst du dich ohne Schwung und nur mit Muskelkraft an der Stange hoch.

3. Gehe dabei so weit, bis dein Kinn über der Stange ist. Anschließend lässt du dich kontrolliert wieder herunter.

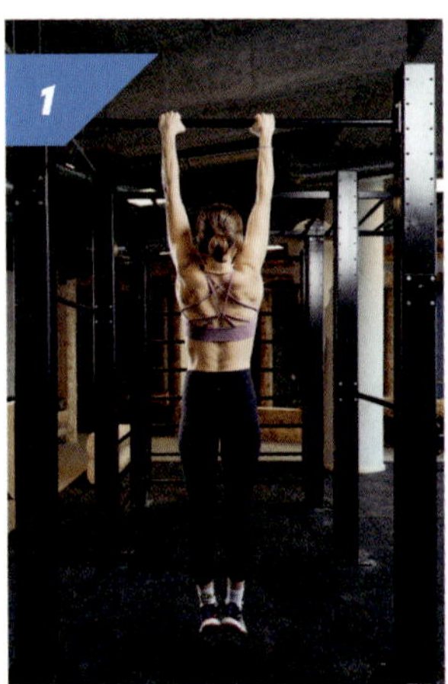
1

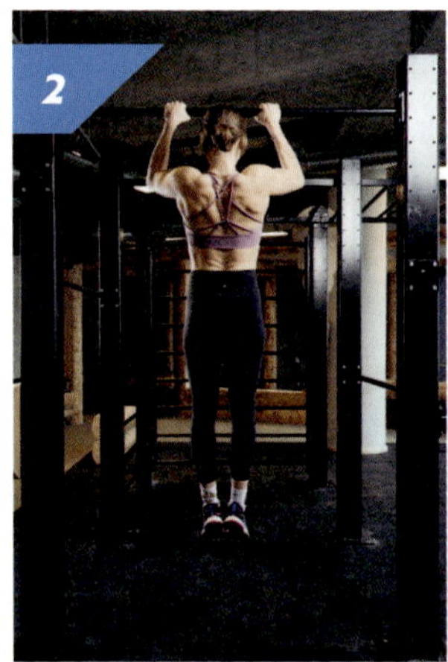
2

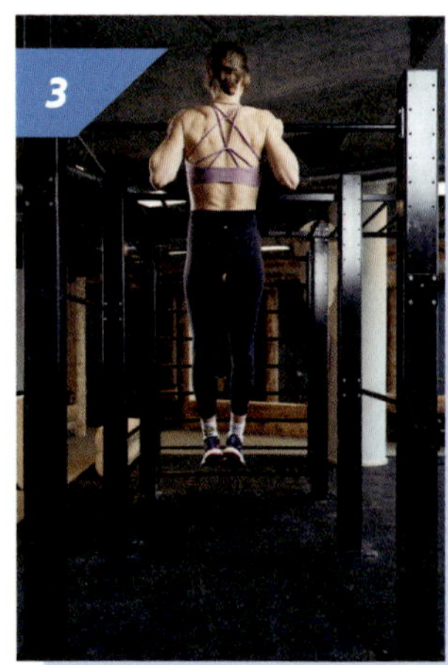
3

**PRO-TIPP**

Beim Ausführen von Klimmzügen ist es wichtig, dass du dich kontrolliert bis zur vollen Armstreckung herablässt – *Scapula Hang* genannt. In dieser Position hängst du am langen Arm, was eine zusätzliche Anstrengung in den Schultern und im Rücken erfordert, um dich wieder nach oben zu bewegen. Diese Fähigkeit ist besonders bei Hindernissen essenziell, wo der Wechsel zwischen Schwingen am langen Arm, Klimmzügen oder statischem Greifen gefordert wird. Leite die Klimmzugbewegung bewusst mit den Schultern ein, bevor die Arme zum Ziehen eingesetzt werden.

# VARIATION 2: BREITER KLIMMZUG

Greife die Stange mit einem weit gefassten Griff und ziehe dich hoch, bis das Kinn über die Stange ragt.

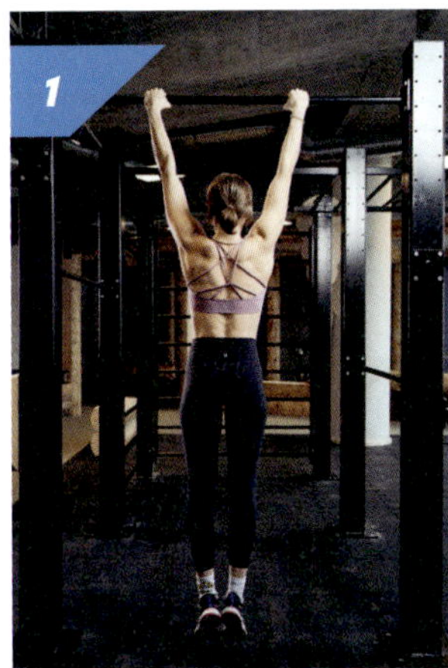

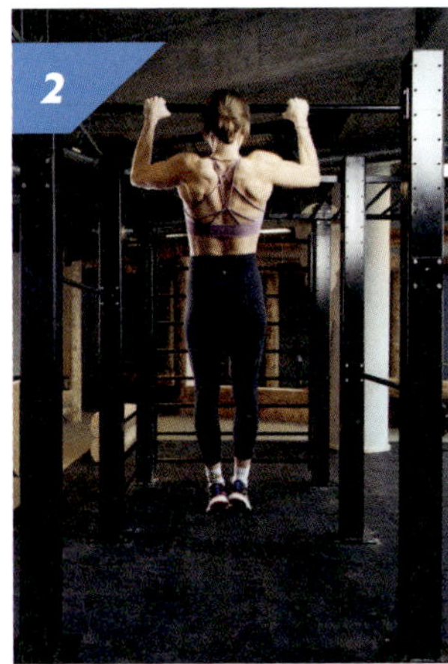

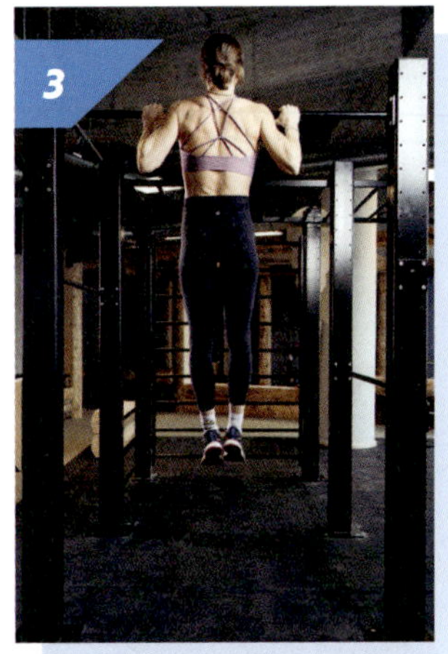


# VARIATION 3: ENGER KLIMMZUG

Beim engen Klimmzug platzierst du die Hände nah beieinander auf der Stange. Ziehe dich hoch, bis das Kinn über die Stange hinausragt.

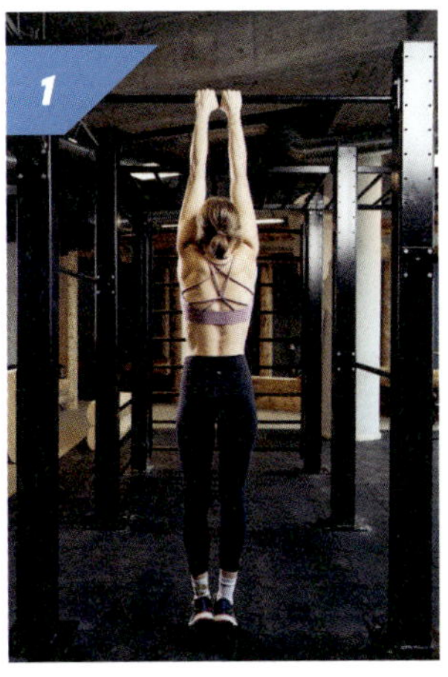

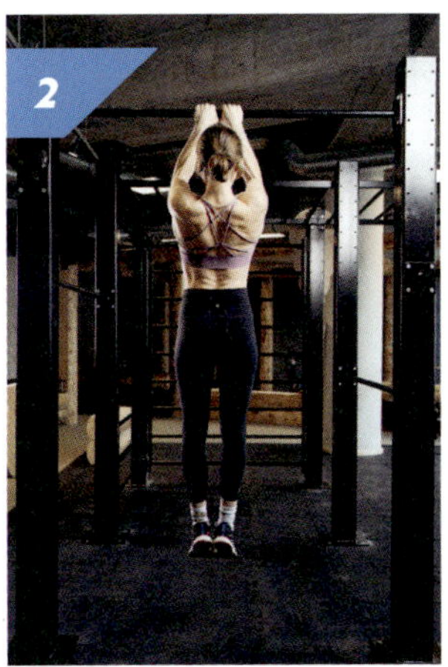

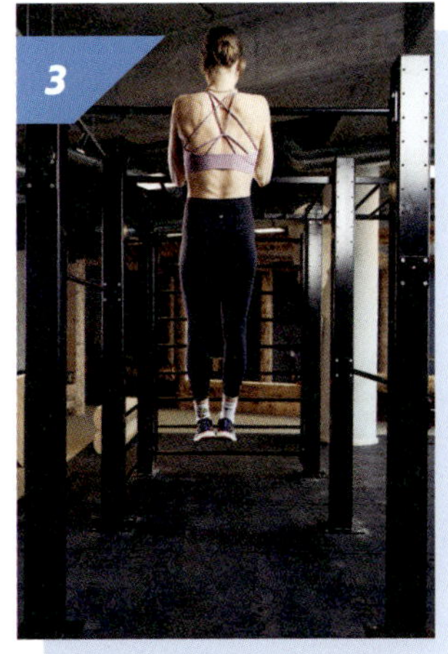

# VARIATION 4: SEITLICHER KLIMMZUG

Beim seitlichen Klimmzug sind deine Hände voreinander an der Stange positioniert. Du ziehst dich seitlich hoch, sodass eine Schulter in Richtung der Stange bewegt wird. Dabei ist es wichtig, beide Seiten zu trainieren.

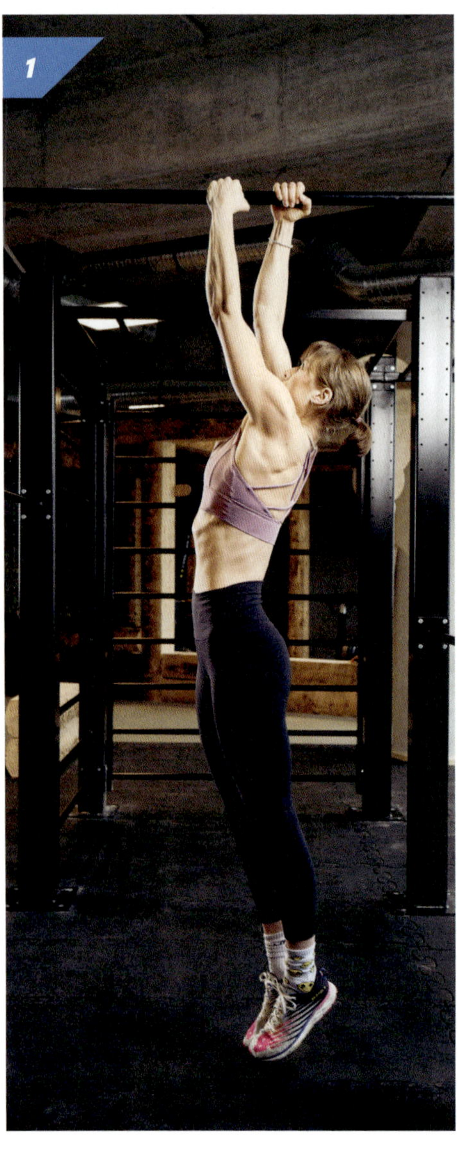
1

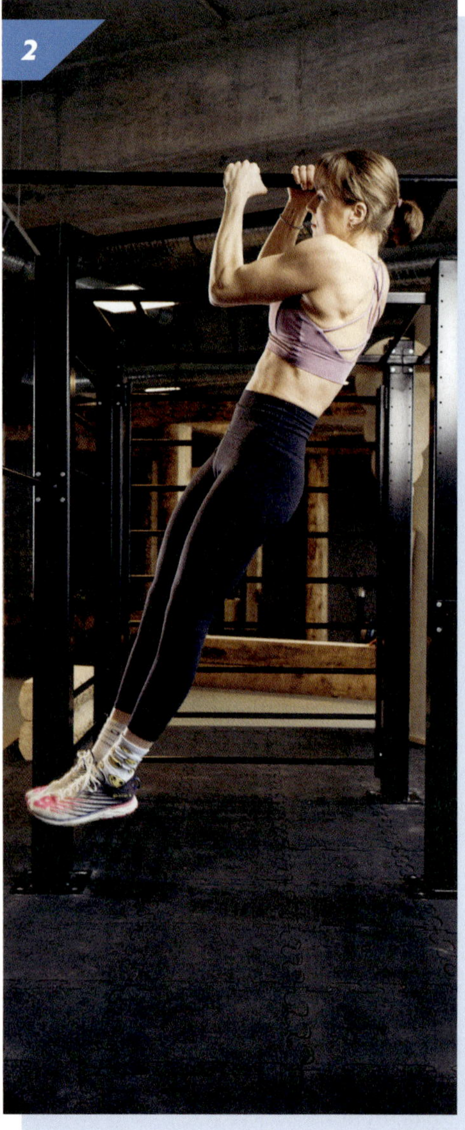
2

# VARIATION 5

Als eine von vielen möglichen Vorübungen für den einarmigen Klimmzug greifst du mit einer Hand die Stange, während die andere den Unterarm dieser Hand umfasst, und ziehst dich hoch.

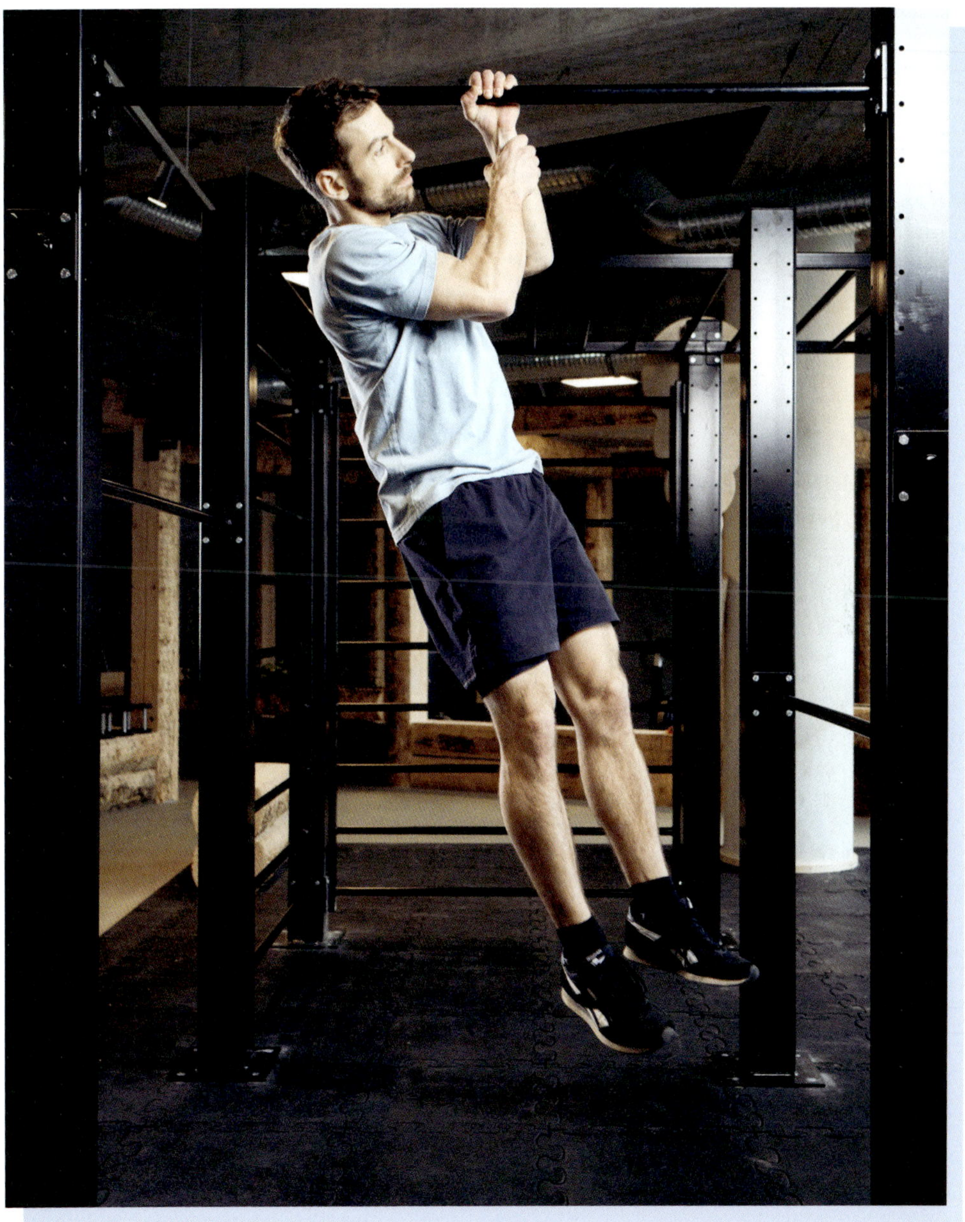

# VARIATION 6: MUSCLE-UP

Ein Muscle-up ist eine fortgeschrittene Körpergewichtsübung, die einen Klimmzug mit einem Übergang zu einem Dip kombiniert.

1. Beginne, indem du dich im schulterbreiten Obergriff an eine Stange hängst.
2. Führe nun einen kraftvollen Klimmzug aus.
3. Ziehe dich dabei so hoch, bis deine Brust die Stange berührt.
4. Nun wechselst du die Position deiner Hände auf der Stange, um deinen Körper über diese zu bringen.
5. Anschließend führst du einen Dip durch, bis deine Arme gestreckt sind.

Die Vorteile des Muscle-ups liegen in der umfassenden Aktivierung und Stärkung einer breiten Palette von Muskelgruppen, einschließlich Rücken, Brust, Schultern, Armen und Rumpf. Es ist eine Übung, die sowohl die Oberkörperkraft als auch die Koordination erheblich verbessert, die Explosivkraft fördert und zu einer verbesserten Körperkontrolle beiträgt. Darüber hinaus stellt der erfolgreiche Muscle-up einen Meilenstein in der Fitness dar, der ein hohes Maß an Disziplin, Kraft und technischer Fähigkeit symbolisiert.

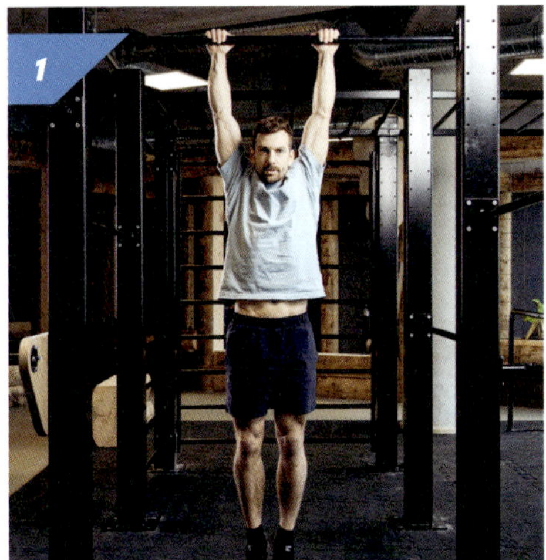
1

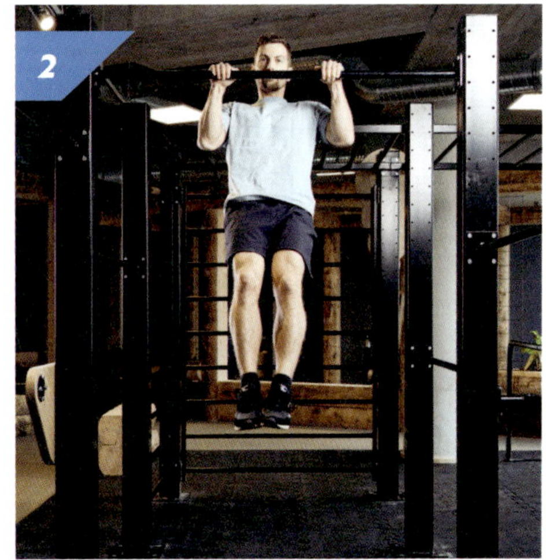
2

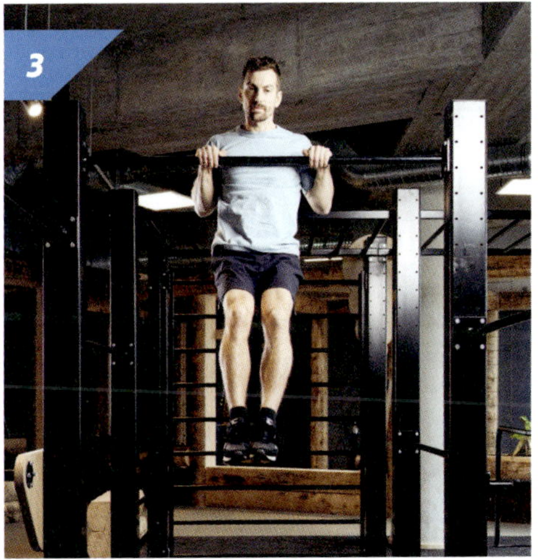
3

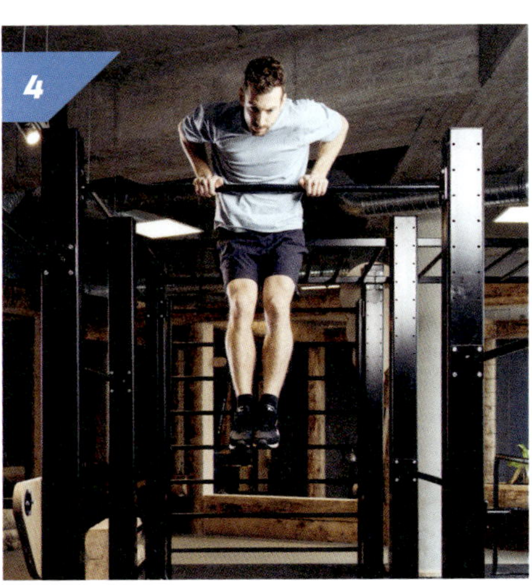
4

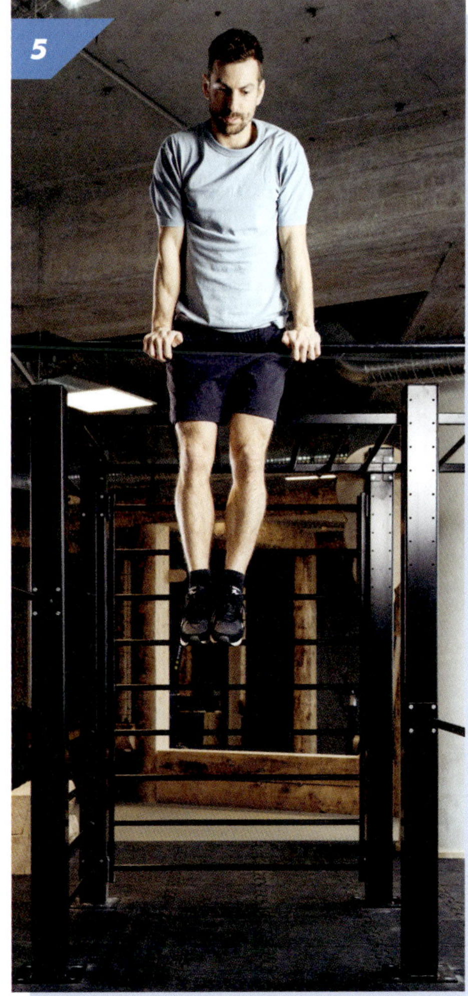
5

# LIEGESTÜTZ-VARIATIONEN

Ein normal ausgeführter Liegestütz beginnt in der Plankenposition mit gestreckten Armen, wobei die Hände etwas weiter als schulterbreit auseinander auf dem Boden platziert werden. Beim Absenken des Körpers bilden die Arme einen Pfeil, wobei die Ellenbogen nahe am Körper bleiben. Achte darauf, dass dein Körper von Kopf bis Fuß eine gerade Linie bildet, und senke dich ab, bis die Brust fast den Boden berührt. Anschließend drückst du dich kraftvoll zurück in die Ausgangsposition. Wichtig ist, die Rumpfmuskulatur während der gesamten Bewegung aktiv anzuspannen, um den unteren Rücken zu schützen und eine effektive Kraftübertragung zu gewährleisten.

## VORÜBUNG

1. Eine mögliche Vorübung zum Liegestütz ist der Liegestütz auf den Knien. Hierbei platzierst du bei abgewinkelten Knien deine Hände etwa schulterbreit auf dem Boden.

2. Nun senkst du den Oberkörper zum Boden ab und drückst dich anschließend wieder in die Ausgangsposition. Dies reduziert die Intensität und erleichtert die Ausführung.

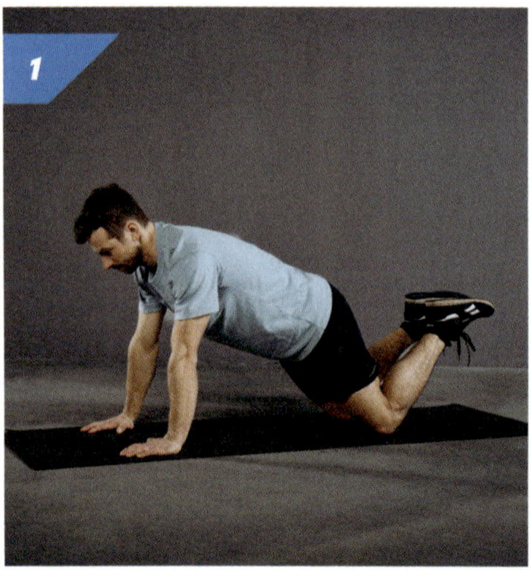


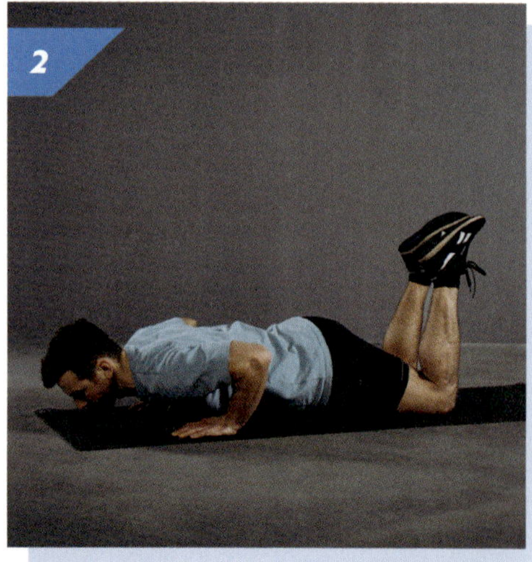

# VARIATION 1

1. Beim breiten Liegestütz platzierst du deine Hände weiter als schulterbreit auf dem Boden. Spanne deine Bauchmuskeln an und achte auf einen geraden Rücken.

2. Nun senkst du den Körper durch Beugen der Arme ab, bis die Brust nahe am Boden ist. Dann drückst du dich kraftvoll zurück in die Ausgangsposition.

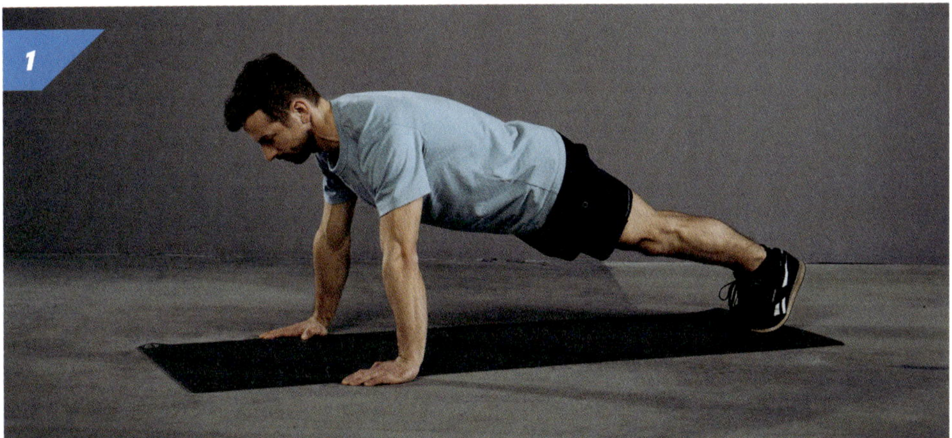


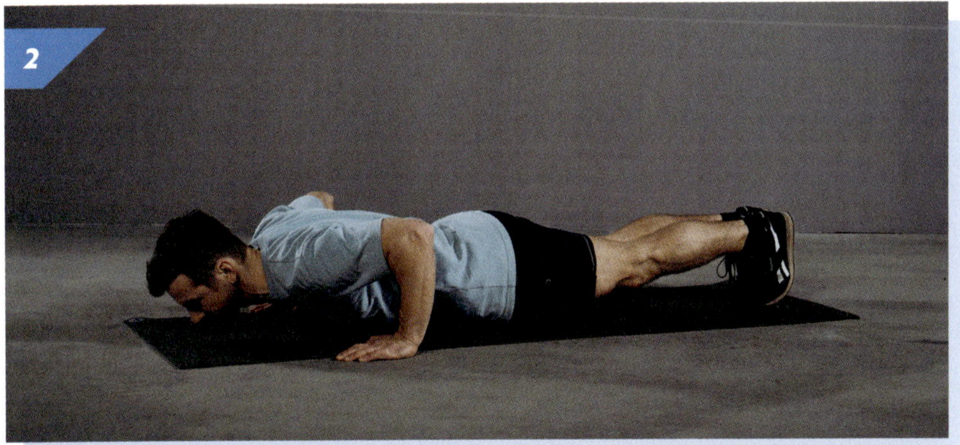

# VARIATION 2

1. Bei der Liegestütz-Variation mit den Ellenbogen nahe am Körper wird verstärkt die Trizepsmuskulatur beansprucht. Platziere hierbei deine Hände etwas näher zueinander auf dem Boden.

2. Nun senkst du dich mit eng anliegenden Armen ab. Wie bei Variation 1 drückst du dich anschließend kraftvoll zurück in die Ausgangsposition.

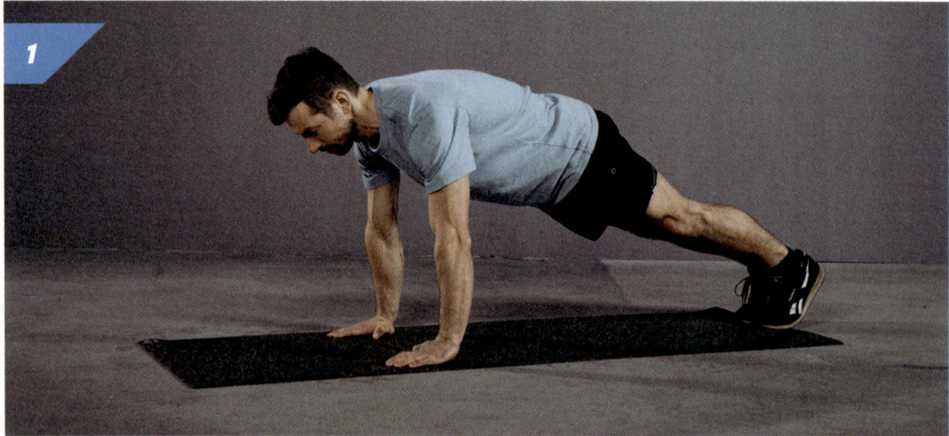


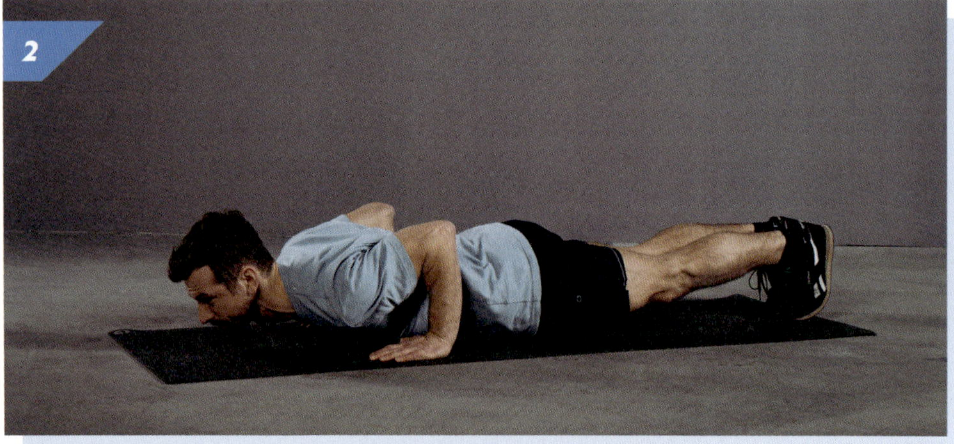

# VARIATION 3

1. Beim Diamant-Liegestütz werden die Hände unter der Brust so platziert, sodass sie eine Diamantform bilden.

2. Wie gehabt, senkst du dich ab und drückst dich anschließend zurück in die Ausgangsposition. Bei dieser Variation liegt die Hauptbelastung noch mehr auf der Trizepsmuskulatur und den inneren Teilen der Brustmuskeln.

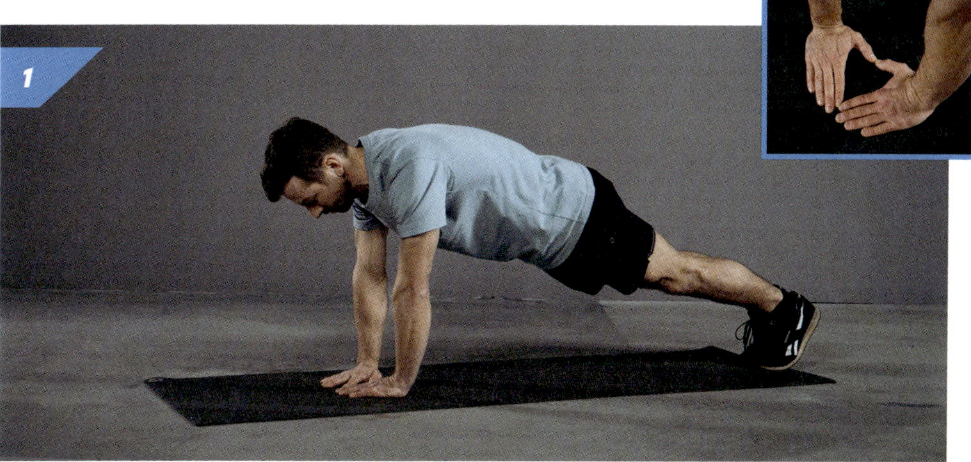


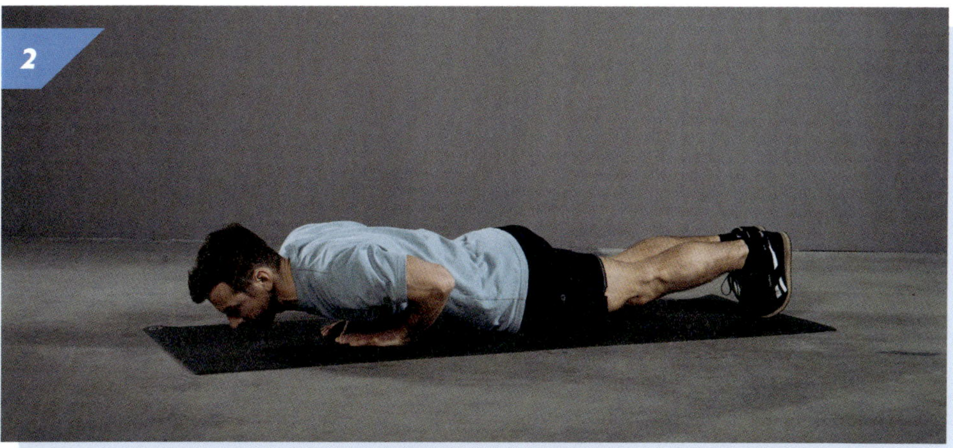

# SIT-UP-VARIATIONEN

Ein Sit-up ist eine klassische Bauchmuskelübung, bei der du aus einer liegenden Position deinen Oberkörper in Richtung Knie ziehst. Es gibt zahlreiche Variationen dieser Übung, die jeweils unterschiedliche Bereiche der Bauch- und Hüftmuskulatur gezielt ansprechen und trainieren. Wichtig ist dabei, den Fokus auf eine korrekte Ausführung zu legen, um die Wirksamkeit zu maximieren und Verletzungen zu vermeiden.

## VORÜBUNG

1. Eine effektive Vorübung ist es, die angespannte Position für einige Sekunden zu halten, ohne dabei den Oberkörper weiter nach oben zu ziehen.

2. Anschließend folgt eine bewusste Entspannung.

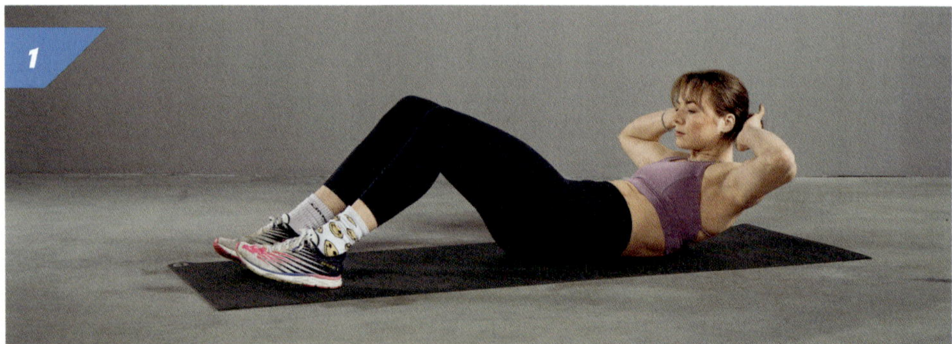


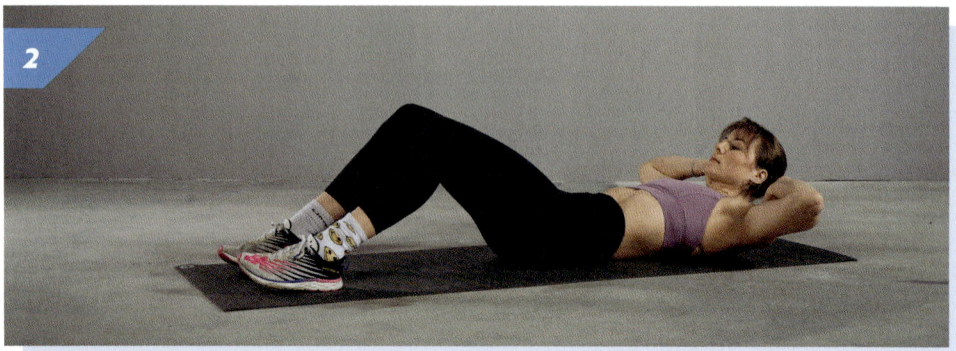

# VARIATION 1

1. Bei der konkreten Ausführung eines Sit-ups startest du in Rückenlage mit angewinkelten Beinen und Füßen flach auf dem Boden. Deine Hände können hinter dem Kopf (ohne am Nacken zu ziehen) oder über der Brust verschränkt sein.

2. Anschließend hebst du den Oberkörper durch Anspannen der Bauchmuskeln vom Boden ab.

3. Richte dich soweit auf, bis du komplett aufrecht sitzt. Senke dich im Anschluss langsam und kontrolliert zurück in die Ausgangsposition. Achte darauf, den Nacken nicht zu stark zu belasten und die Bewegung aus der Bauchmitte heraus zu führen.

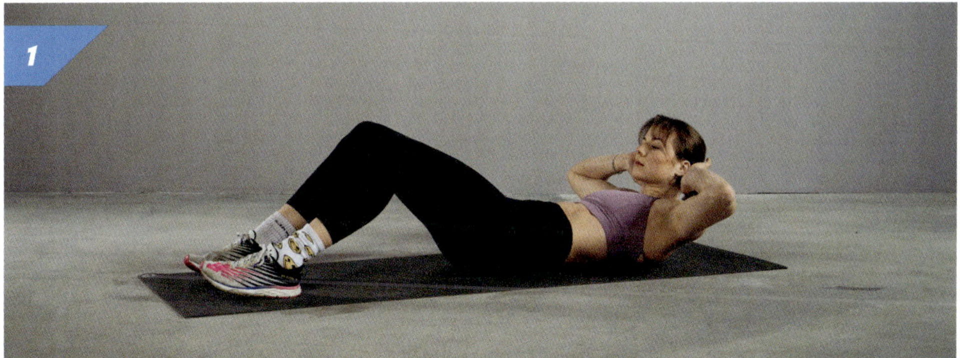


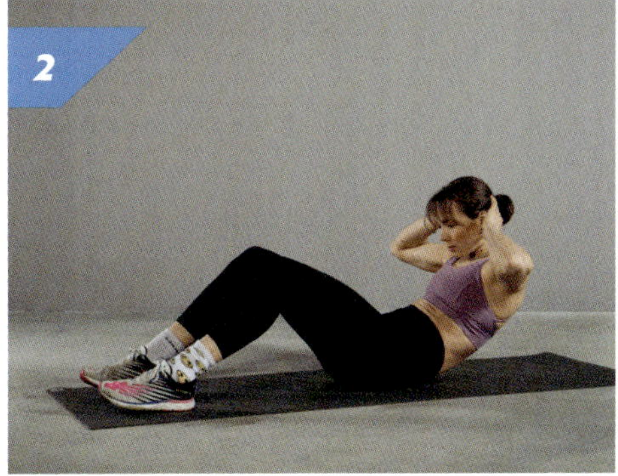


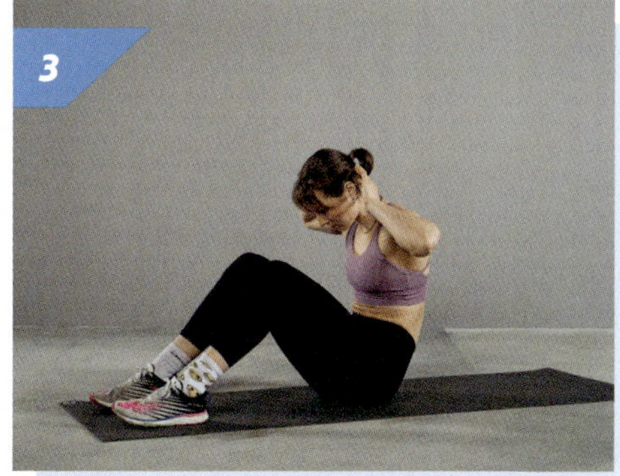

# VARIATION 2

1. Bei dieser Bauchübung beginnst du auf dem Rücken liegend und hältst die Hände hinter dem Kopf.

2. Hebe nun deinen Oberkörper an und ziehe dabei abwechselnd die Ellenbogen zu den gegengleichen Knien.

Diese Bewegung, auch als Fahrrad-Crunches bekannt, aktiviert intensiv die schrägen Bauchmuskeln sowie den gesamten Bauchbereich, indem sie eine dynamische Kontraktion des Rumpfes erfordert.

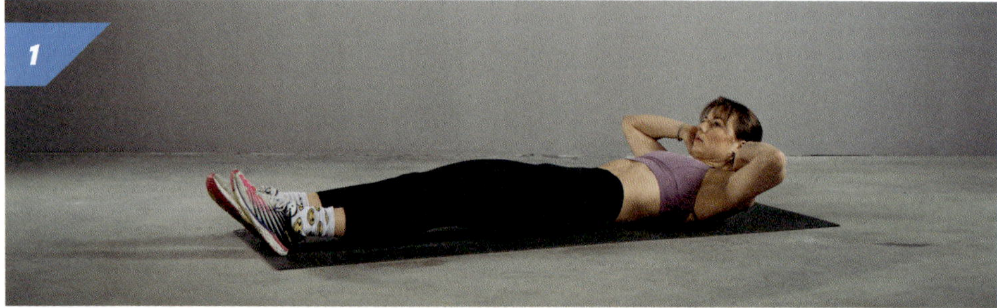


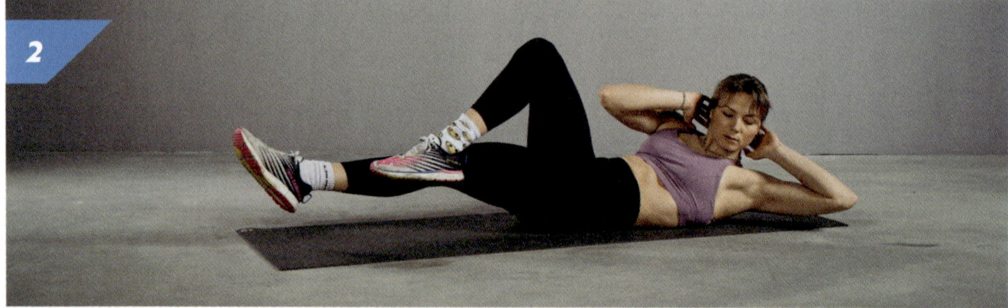


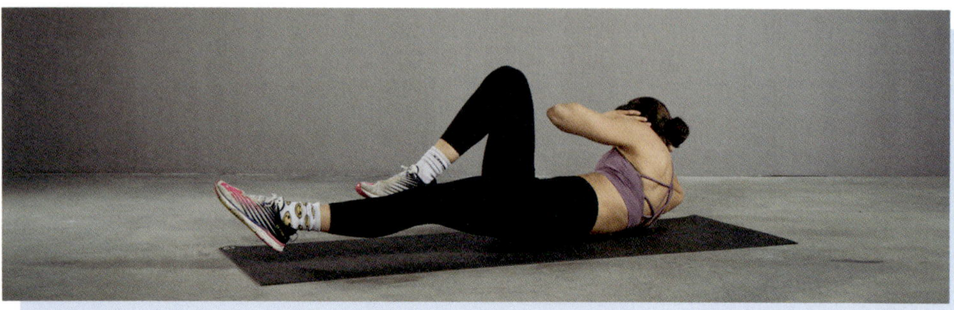

# VARIATION 3

**1.** Lege dich auf den Rücken und halte dich für mehr Stabilität an etwas Festem fest. Wichtig ist dabei, den unteren Rücken fest auf den Boden zu drücken, um eine stabile Ausgangsposition zu gewährleisten und den Rücken zu schützen.

**2.** Nun hebst und senkst du die gestreckten Beine kontrolliert, um die Bauchmuskulatur intensiv zu beanspruchen. Eine anspruchsvollere Variante dieser Übung beinhaltet das zusätzliche Anheben der Hüfte beim Heben der Beine, um die Intensität zu erhöhen und die unteren Bauchmuskeln noch stärker zu aktivieren.

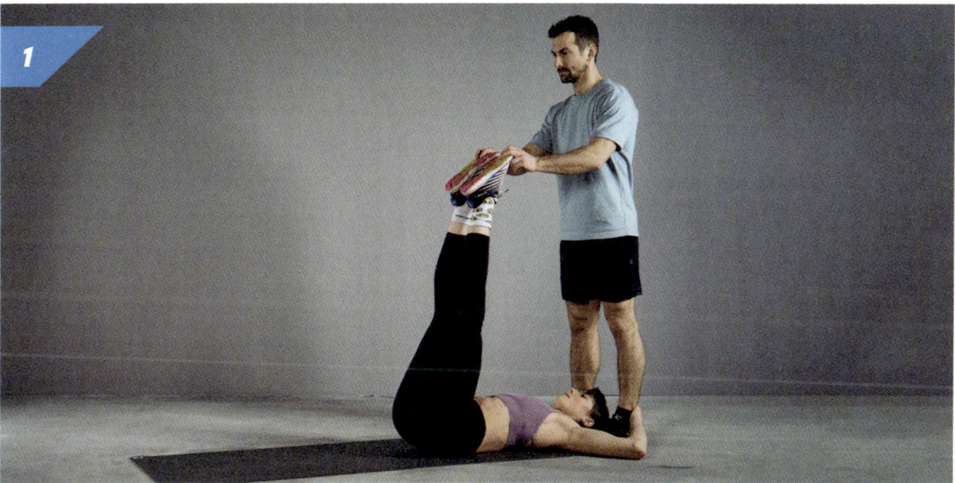


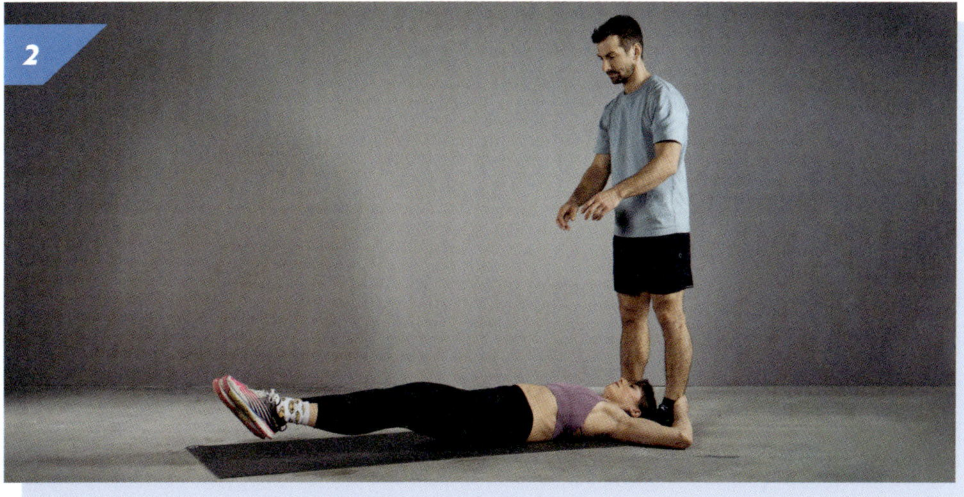

Wenn ihr zu zweit trainiert, kann die stehende Person die Beine des Liegenden nicht nur nach vorne stoßen, sondern, um etwas Variation ins Spiel zu bringen, auch seitlich wegstoßen. Dies zwingt den Liegenden zu schnellen Reaktionen, da er nicht vorhersehen kann, in welche Richtung der nächste Stoß erfolgt. Diese unvorhersehbaren Bewegungen verstärken den Effekt der Übung, indem sie zusätzlich die Koordination und die Fähigkeit zur schnellen Anpassung fordern, was das Training noch effektiver und herausfordernder macht.

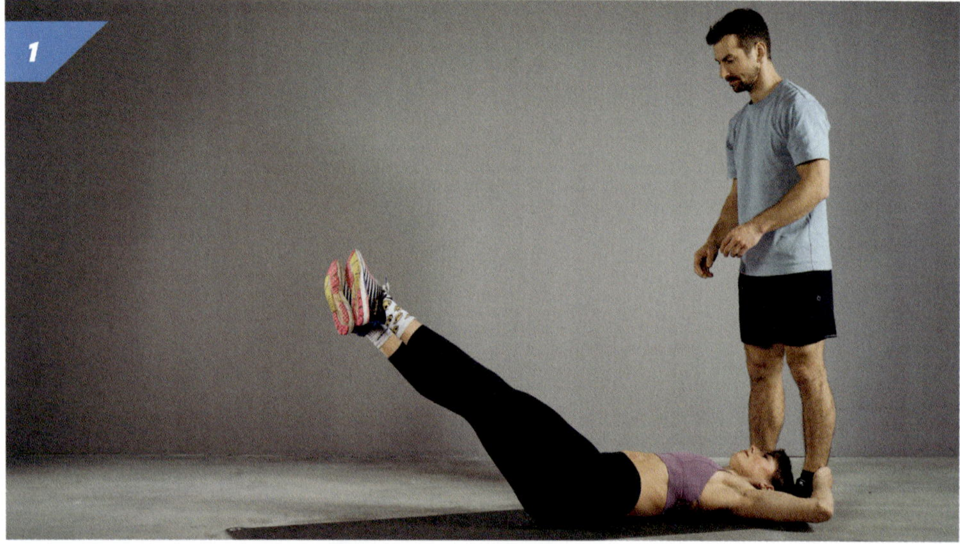


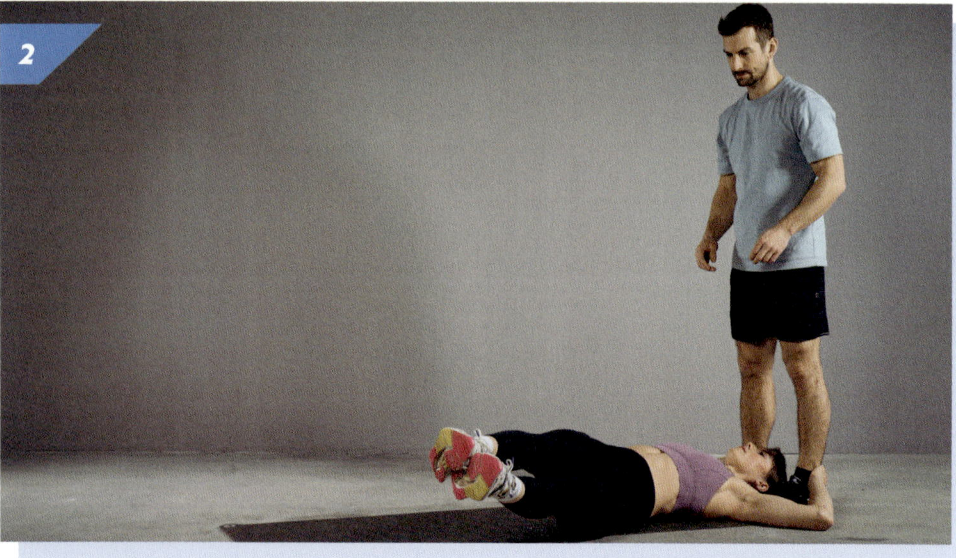

# DIP-VARIATIONEN

Bei der Dip-Übung stützt du dich mit den Händen auf zwei Stangen, eine Stange oder auf eine feste Unterlage und hast dabei die Arme gestreckt. Anschließend senkst du den Körper durch Beugen der Ellenbogen ab und drückst dich anschließend wieder hoch. Dabei ist es wichtig, die Schultern während der Bewegung nach unten zu ziehen, um eine Überbelastung zu vermeiden. Dips sind nicht nur effektiv für die Stärkung der Trizeps-, Schulter- und Brustmuskulatur, sondern dienen auch als Gegenspieler zu Übungen, die vorrangig das Hängen und Ziehen – und somit den Rücken – involvieren. So verbessern sie die Oberkörperkraft sowie die Stabilität der Schultergelenke.

## VORÜBUNG

1. Bei dieser Vorübung für den Dip platzierst du deine Hände auf einer Kante und streckst die Beine vor dir auf dem Boden aus.

2. Dann senkst du deinen Körper durch das Beugen der Arme, bevor du dich wieder hochdrückst. Diese Vorübung erleichtert den Einstieg in die Dips, da das Gewicht durch die Beine unterstützt wird.

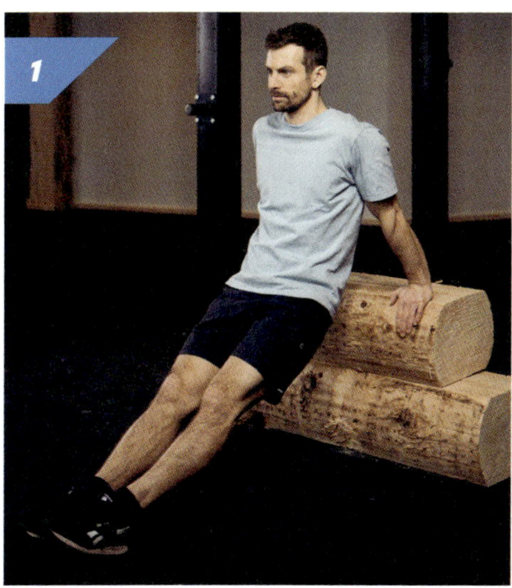


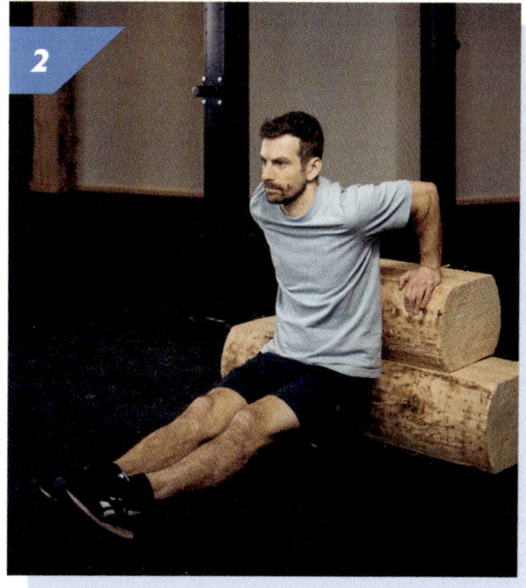

# VARIATION 1

1. Bei dieser Dip-Variation stützt du dich mit den Händen auf zwei parallele Stangen, deine Arme sind gestreckt.

2. Anschließend senkst du deinen Körper durch Beugen der Ellenbogen ab, bevor du dich wieder hochdrückst.

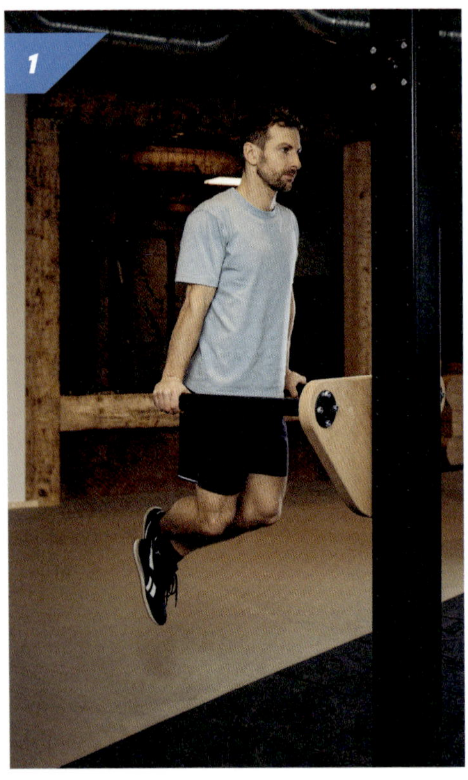
1

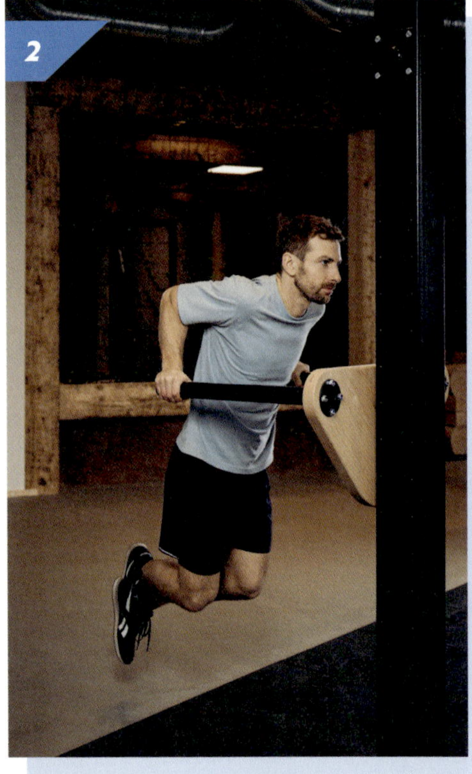
2

# VARIATION 2

1. Bei dieser Dip-Variation stützt du dich mit beiden Händen und gestreckten Armen auf eine einzelne Stange.

2. Dann senkst du deinen Körper durch Beugen der Arme, dabei lehnt sich dein Oberkörper über die Stange. Anschließend drückst du dich zurück in die Ausgangsposition, was eine intensive Stabilisierung deines Oberkörpers erfordert.

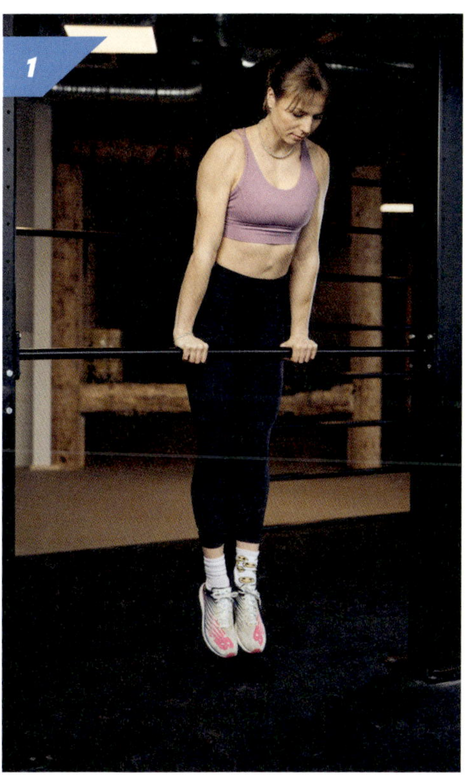


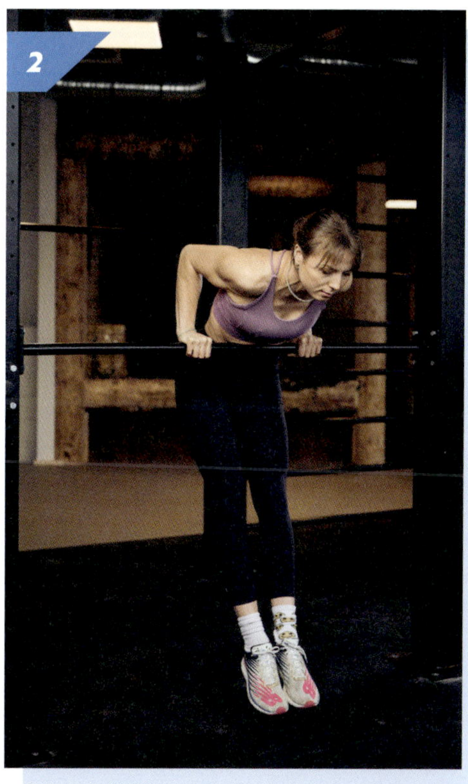

# VARIATION 3

1. Bei der Dip-Variation auf einer Mauerkante platzierst du deine Hände auf dem Rand und positionierst deine Füße gegen die Wand, um zusätzlichen Widerstand zu schaffen.

2. Auch hier senkst du deinen Körper durch Beugen der Arme und drückst dich im Anschluss wieder hoch.

Diese Position fordert deine Bauchmuskeln stärker, da sie aktiv arbeiten müssen, um den Körper während der Auf- und Abwärtsbewegung zu stabilisieren.

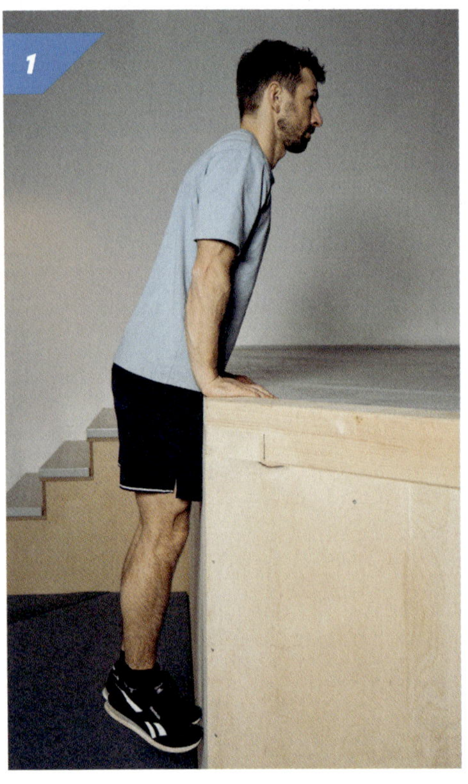


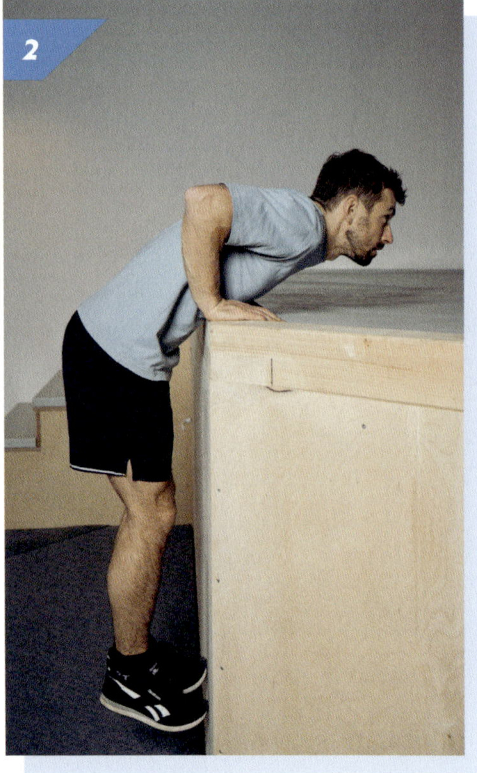

# SQUAT-VARIATIONEN

Der Bodyweight Squat, auch Kniebeuge ohne Gewichte genannt, ist eine fundamentale Ganzkörperübung.

## VORÜBUNG

1. Du stehst mit schulterbreitem Stand, deine Füße leicht nach außen gedreht.
2. Beuge nun deine Knie und schiebe deine Hüften nach hinten, als würdest du dich auf einen Stuhl setzen. Für zusätzliche Balance kannst du die Arme nach vorne ausstrecken.

Es ist wichtig, den Rücken gerade zu halten, den Brustkorb anzuheben und die Knie in Richtung der Zehen zu bewegen, ohne dass sie über die Fußspitzen hinausragen. Diese Übung stärkt die Beinmuskulatur, fördert die Hüftflexibilität und unterstützt eine gute Körperhaltung.

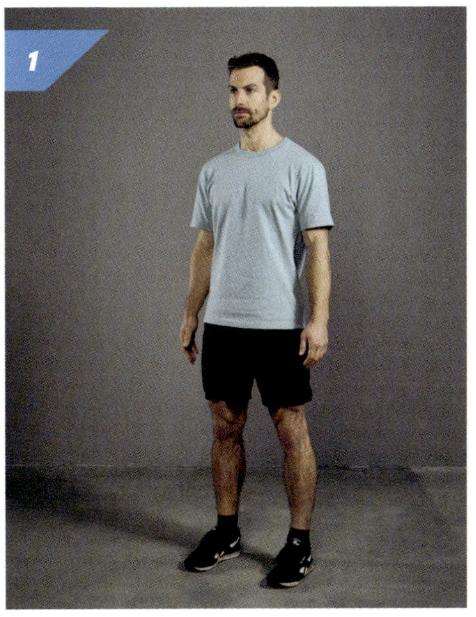


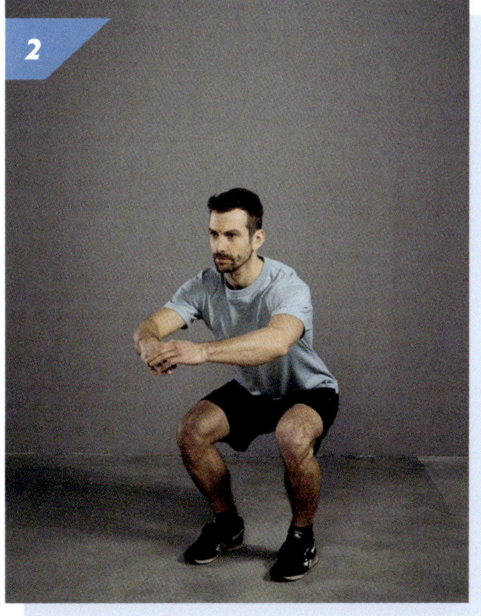

# VARIATION 1

1. Der Bodyweight Jumping Squat beginnt in der tiefen Kniebeuge. Nimm dabei gerne die Arme mit nach vorne, um beim Absprung damit mehr Schwung holen zu können.

2. Springe nun kraftvoll nach oben. Halte dabei die Beine und Arme in der Luft komplett unter Spannung und behalte diese Spannung auch bei der Landung bei. Achte darauf, mit den Knien in einem etwa 90-Grad-Winkel zu landen, um direkt für den nächsten Sprung anzusetzen und so die Übung effektiv fortzuführen.

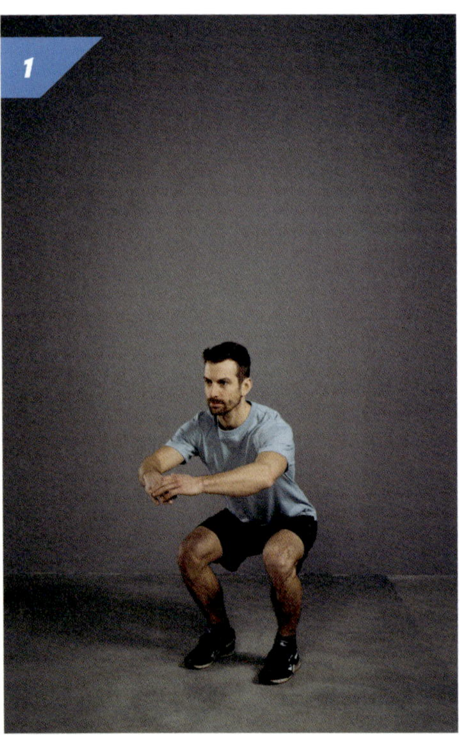
1

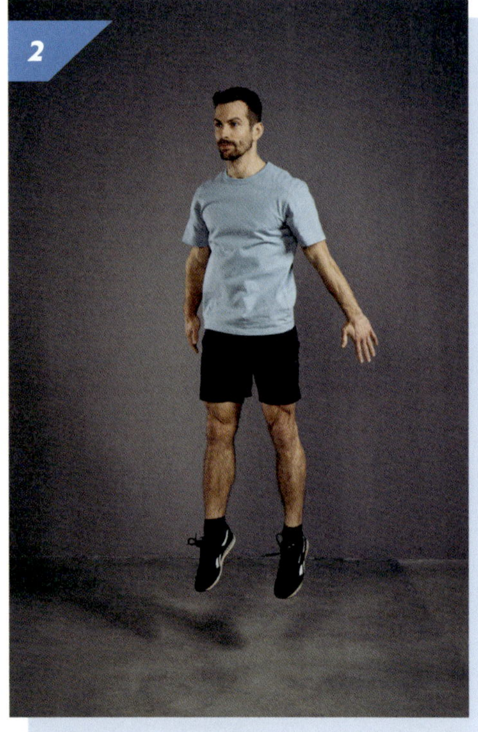
2

# VARIATION 2

Der Bodyweight Jumping Squat mit einer 180-Grad-Drehung stellt zusätzlich eine koordinative Herausforderung dar.

1. Beginne in der tiefen Kniebeuge und strecke beide Arme in eine Richtung seitlich nach hinten. Diese Haltung gibt dir gleich den nötigen Schwung.

2. Springe nun kraftvoll nach oben und nimm deine Arme mit, um die Drehbewegung einzuleiten. Drehe dich insgesamt um 180 Grad.

3. Lande mit den Armen in genau dieser Position (Arme nach hinten gestreckt), um direkt Schwung für die nächste Drehung in die entgegengesetzte Richtung aufzunehmen, was die Übung sowohl dynamisch als auch koordinativ anspruchsvoll macht.

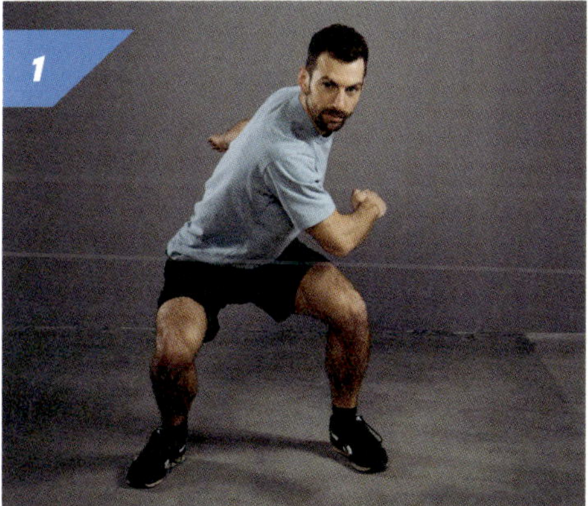


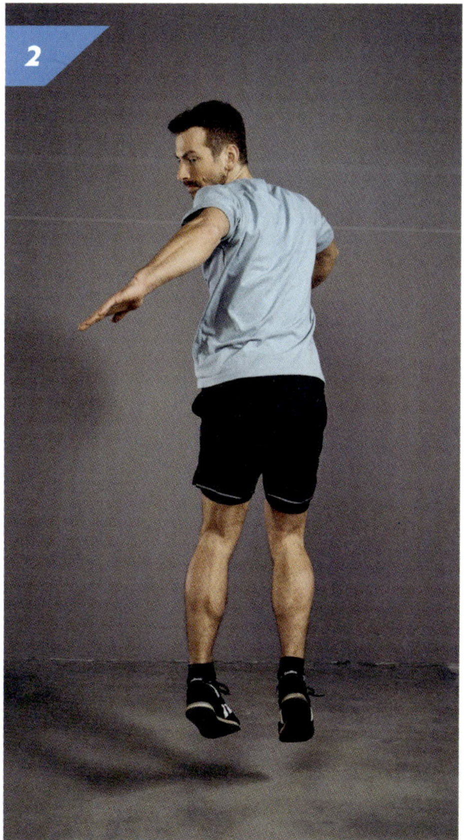


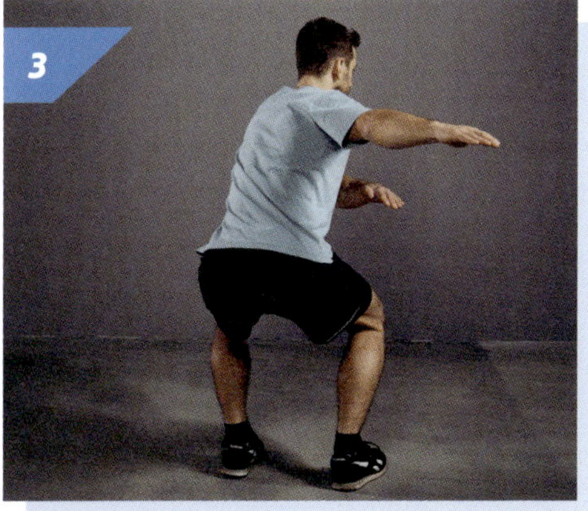

# BASIC TRAININGS-ROUTINE – SO GEHT'S

Jetzt haben wir alle Übungen und optionale Variationen zusammen, die wir benötigen, um uns eine endlose Anzahl an verschiedenen Workouts und Routinen zu basteln. Die Werte, die ich für diese Workoutroutine festgelegt habe, sind flexibel und sollen als Ausgangspunkt dienen, nicht als unveränderliches Dogma. Ich möchte dich sogar ausdrücklich dazu ermutigen, diese Werte individuell anzupassen, um die perfekte Balance zwischen einer herausfordernden und nicht zu sehr überfordernden Belastung zu finden. Es ist durchaus lohnenswert, gelegentlich an deine Grenzen zu gehen und zu sehen, wie weit du dich wirklich pushen kannst. Ein praktischer Ansatz hierfür ist es, unterschiedliche Schwierigkeitsstufen zu definieren und diese je nach deinem Fortschritt anzupassen. Bei der Trainingsroutine Stumpf ist Trumpf kannst du auf einen Timer für die einzelnen Runden verzichten. Stattdessen rate ich dir, die gesamte Zeit zu messen, die du für das Workout benötigst, und diese zu notieren. So erhältst du einen wertvollen Vergleichswert für zukünftige Trainingseinheiten.

In dieser Trainingsroutine sind keine speziellen Pausen vorgesehen, abgesehen von den kurzen Erholungsphasen zwischen den Runden. Diese können zwischen 120 und 180 Sekunden dauern. Ich persönlich nutze allerdings keinen Timer für diese Pausen; stattdessen verlasse ich mich auf das Gefühl meines Körpers und beginne mit der nächsten Runde, sobald ich mich dazu bereit fühle. Du wirst mit der Zeit feststellen, dass dein Bedarf an Pausen abnimmt – ein klares Zeichen dafür, dass es Zeit ist, die Intensität oder die Anzahl der Wiederholungen zu steigern. Dieser natürliche Fortschritt zeigt dir, dass du auf dem richtigen Weg bist und deine Kondition sich spürbar verbessert. Solltest du die festgelegte Anzahl an Wiederholungen nicht am Stück schaffen, zögere nicht, eine kurze Pause einzulegen. Warte, bis du dich wieder fit fühlst, um fortzufahren. Als Faustregel für die Dauer der Pause kannst du drei bis fünf tiefe Atemzüge nehmen. Diese Herangehensweise hilft dir, dein Tempo zu finden und gleichzeitig deine Leistung über die Zeit hinweg kontinuierlich zu steigern.

Die Routine basiert auf Standardübungen, und zu Beginn empfehle ich dir, meinem Beispiel zu folgen oder, falls notwendig, mit einer leichteren Variante der Übung zu starten. Wenn du dich nach etwa drei bis vier Wochen sicher und komfortabel mit den Basisübungen fühlst, kannst du beginnen, die Übungen zu variieren. So könntest du beispielsweise von normalen Liegestützen zu Diamant-Liegestützen wechseln. Dabei ist es wichtig, die Anzahl der Wiederholungen eventuell anzupassen, denn nicht jeder Liegestütz ist gleich anspruchsvoll. Wenn du deinen Körper bereits gut kennst und dich direkt mit anspruchsvolleren Varianten oder einer erhöhten Wiederholungszahl herausfordern möchtest, möchte ich dich nicht bremsen. Wichtig ist dabei jedoch immer, die Qualität der Ausführung im Auge zu behalten, denn eine saubere Technik hat oberste Priorität.

### STELLSCHRAUBEN ZUR SKALIERUNG

- Wiederholungsanzahl variieren
- Intensität der Übungen durch Variation erhöhen oder verringern
- Dauer der Pausen anpassen
- Übungen langsam und kontrolliert oder explosiv ausführen

# DREI BEISPIELE FÜR DIE BASICROUTINE STUMPF IST TRUMPF

Führe alle Übungen hintereinander mit der angegebenen Wiederholungsanzahl aus. Das ist eine Runde. Für ein effektives Workout wiederhole die Runden so oft wie angegeben. Eine Runde ist jeweils am Stück und besteht aus folgenden Übungen.

## ANFÄNGER-ROUTINE

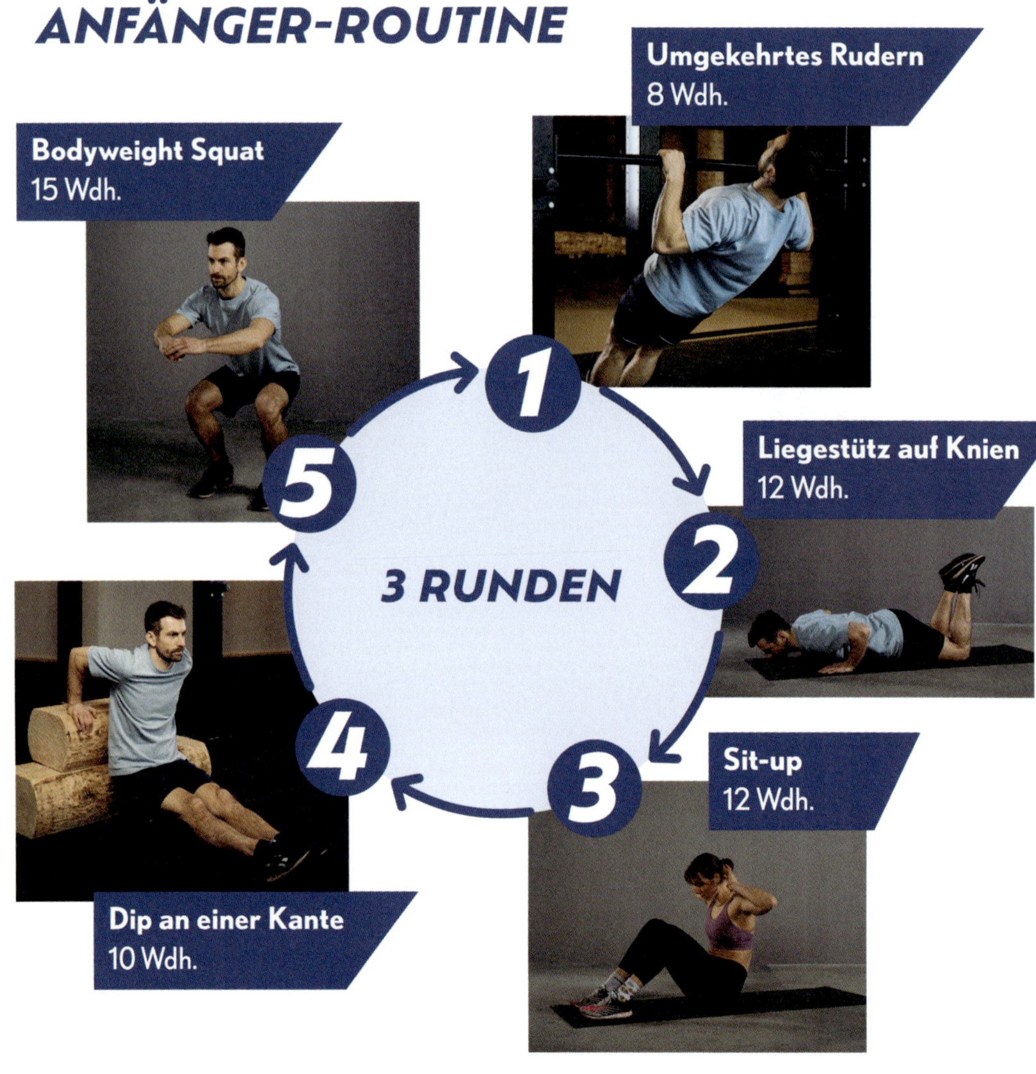

# FORTGESCHRITTENEN-ROUTINE

Bodyweight Jumping Squat
10 Wdh.
Klimmzug
6 Wdh.
Liegestütz
10 Wdh.
3 RUNDEN
1
2
3
4
5
Dip an zwei parallelen Stangen
10 Wdh.
Fahrrad-Crunch
16 Wdh.

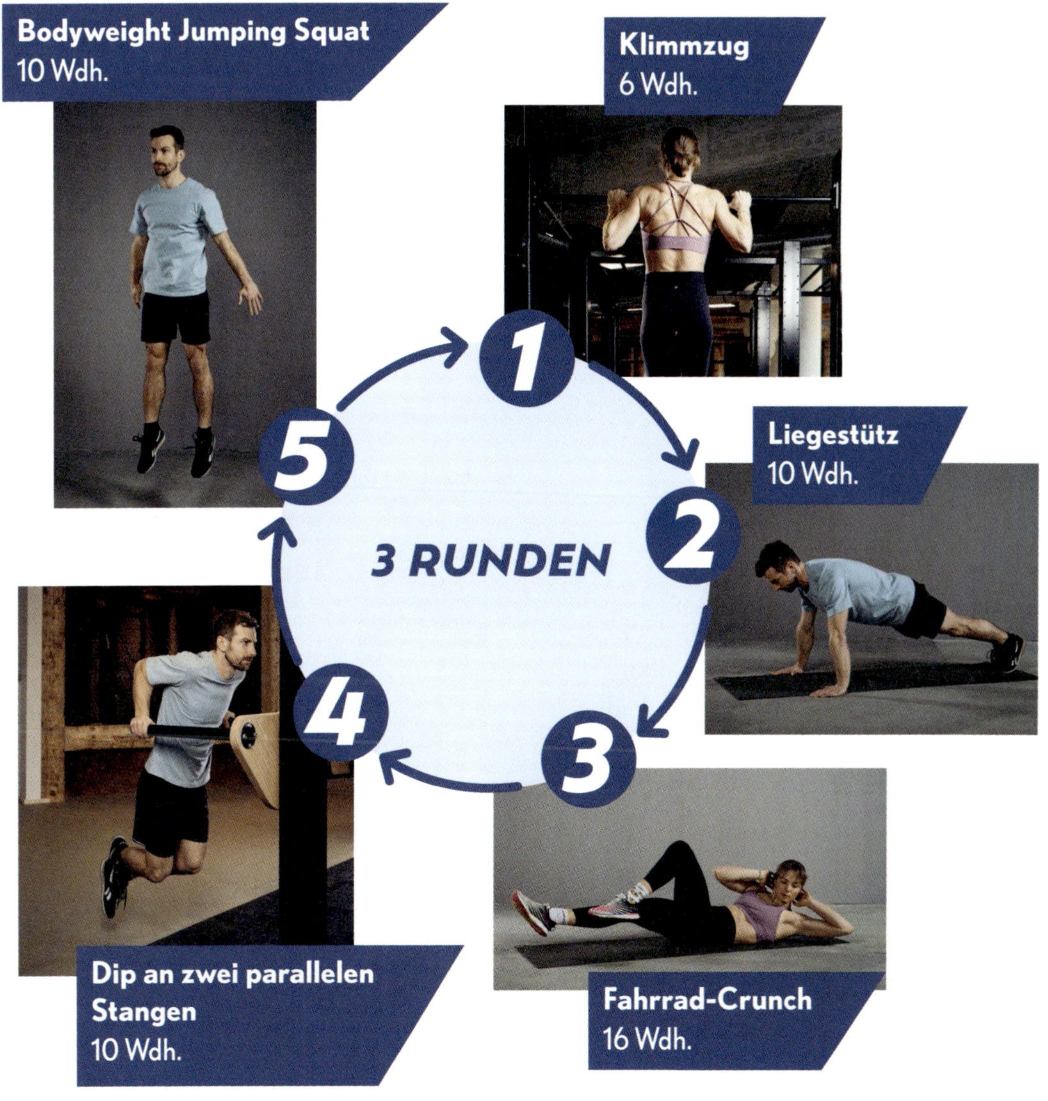

# PRO ROUTINE

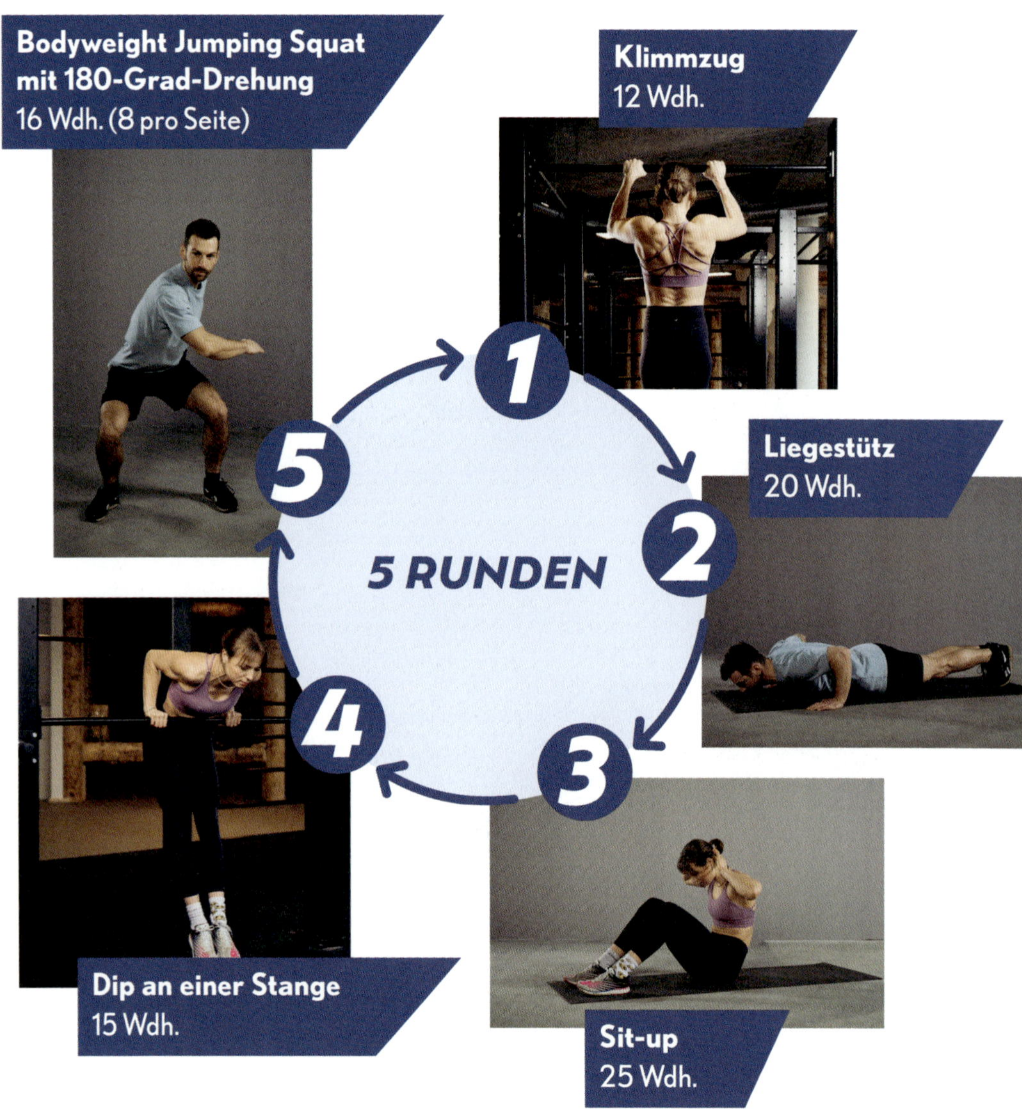
Bodyweight Jumping Squat
mit 180-Grad-Drehung
16 Wdh. (8 pro Seite)
Klimmzug
12 Wdh.
1
Liegestütz
20 Wdh.
2
5 RUNDEN
3
Sit-up
25 Wdh.
4
Dip an einer Stange
15 Wdh.
5

## PRO-TIPP

Um deine Fähigkeiten in den einzelnen Übungen gezielt zu verbessern, kannst du kleine, maßgeschneiderte Workouts zusammenstellen. Wenn du deine Klimmzüge verbessern möchtest, empfiehlt sich ein Workout aus drei Runden, bestehend aus jeweils drei Wiederholungen: normale Klimmzüge, enge Klimmzüge, breite Klimmzüge und Klimmzüge mit Untergriff, was in Summe 36 Klimmzüge ergibt. Dieses Prinzip lässt sich natürlich auch auf andere Übungen übertragen. Wähle die Übung, die dir am herausforderndsten erscheint; mit diesem Ansatz wirst du bald feststellen, wie sie sich immer leichter anfühlt und wie du spielerisch Fortschritte machst.

# KÖRPER-SPANNUNG

## GENAUIGKEIT UND KONTROLLE ERLANGEN

In Disziplinen wie *Ninja Warrior*, Parkour oder Bouldern spielt die Körperspannung eine zentrale Rolle, um Erfolg und Sicherheit zu gewährleisten. Doch was genau versteht man unter Körperspannung? Es handelt sich um die Fähigkeit, durch bewusste Anspannung der Muskeln den Körper in eine optimale Position zu bringen und zu halten, was für die Ausführung präziser und kontrollierter Bewegungen unerlässlich ist. Diese Kontrolle ist nicht nur für die Effizienz in der Bewegung entscheidend, sondern auch für die Sicherheit des Sportlers.

Die Bedeutung der Körperspannung geht jedoch weit über die genannten Sportarten hinaus. In nahezu jeder körperlichen Aktivität sorgt eine gute Körperspannung für eine effizientere Kraftübertragung, eine verbesserte Stabilität und letztlich für eine höhere Leistungsfähigkeit. Ob beim Laufen, Schwimmen oder sogar im Alltag beim Heben schwerer Gegenstände – die Fähigkeit, die richtigen Muskeln gezielt anzuspannen, schützt vor Verletzungen und macht die Bewegungen effektiver. Besonders auffällig wird der Zusammenhang von Körperspannung und Genauigkeit bei Sprüngen in der Luft. Eine feste Körperspannung ermöglicht es, während des Fluges die Körperposition präzise zu kontrollieren. Dies ist entscheidend, um bei der Landung oder dem Erreichen des nächsten Haltepunkts die genaue Positionierung der Füße oder Hände sicherzustellen. Bei Wettbewerben wie *Ninja Warrior* kann eine starke Körperspannung den Unterschied ausmachen, indem sie unnötiges Hin- und Herschwingen vermindert, was wiederum eine präzisere Greif- und Zielgenauigkeit ermöglicht. Das Resultat ist nicht nur eine bessere Performance, sondern auch eine erhebliche Kraftersparnis, da der Körper weniger korrigieren und ausbalancieren muss.

Zusammenfassend lässt sich sagen, dass Körperspannung ein Schlüsselaspekt für Genauigkeit und Kontrolle in der Bewegung ist. Sie erlaubt es Sportlern, ihre Leistung zu maximieren, indem sie effizienter und zielgerichteter agieren. Durch gezieltes Training und Bewusstsein für den eigenen Körper können Athleten ihre Körperspannung verbessern und so nicht nur in ihrer spezifischen Sportart, sondern in jeder körperlichen Aktivität profitieren.

# WERDE EIN BRETT: DREI ÜBUNGEN FÜR DEINE KÖRPERSPANNUNG

In diesem Abschnitt widmen wir uns dem Aufbau deiner Körperspannung durch drei effektive Übungen, die deinen Körper in ein wahres »Brett« verwandeln werden. Körperspannung ist essenziell für jede Art von Bewegung, verbessert deine Haltung und steigert deine Leistungsfähigkeit. Mit diesen gezielten Übungen stärkst du die Kernmuskulatur, erhöhst deine Stabilität und schaffst die ideale Grundlage für fortgeschrittene Bewegungsabläufe in jeder Sportart.

## PLANK-VARIATIONEN

Die Plank ist eine statische Halteübung, bei der du auf deinen Unterarmen verharrst und deinen Körper in einer geraden Linie von den Fersen bis zum Kopf hältst. Wichtig ist, den Rumpf fest anzuspannen, um den unteren Rücken zu schützen und die Bauch-, Rücken- und Schultermuskulatur zu kräftigen, was zu einer verbesserten Kernstabilität und Haltung führt.

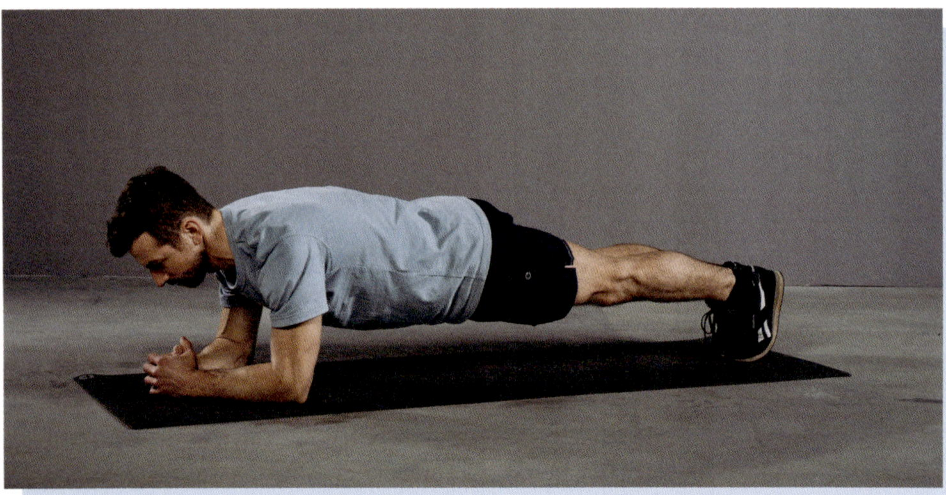

# VARIATION 1: SEITLICHE PLANK

Bei der seitlichen Plank stützt du dich seitlich auf einen Unterarm und hältst den Körper gerade und seitlich vom Boden gehoben, was insbesondere die seitliche Rumpfmuskulatur sowie die Balance und Stabilität fördert. Achte bei der Ausführung darauf, dass sich dein Ellbogen direkt unter deiner Schulter befindet.

Hierbei kannst du die Übung noch erschweren, indem du dein oberes Bein etwas in die Höhe streckst.

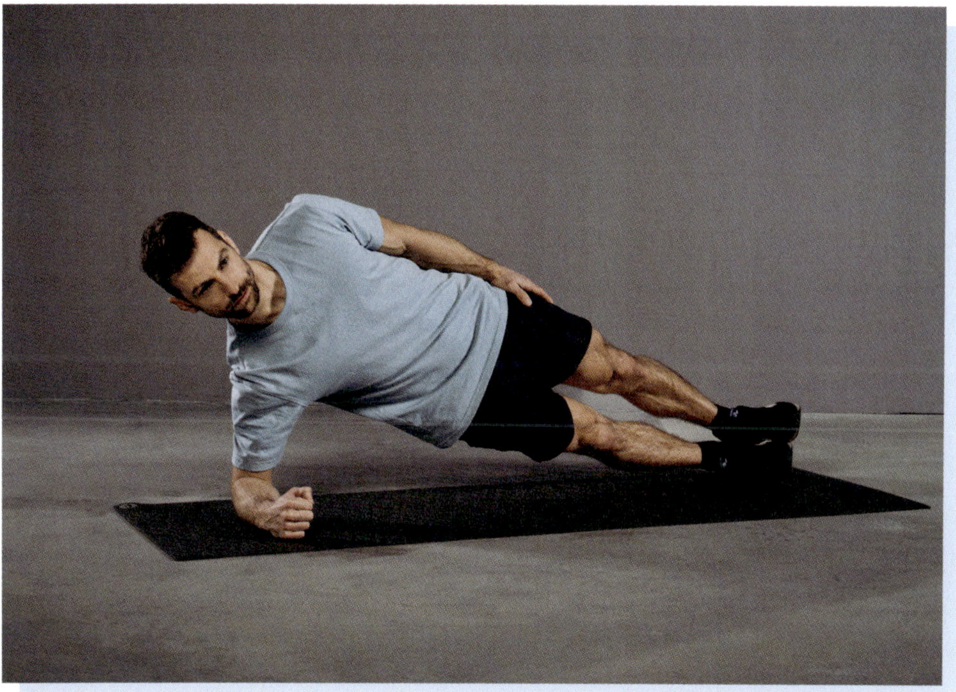

# VARIATION 2

Eine weitere Variante ist die klassische Liegestützposition. Diese eignet sich super als Ergänzung zur normalen Plank und kann in deine Routine eingebaut werden.

Bei der Halteübung in der Liegestützposition ist darauf zu achten, dass der Körper eine gerade Linie von Kopf bis Fuß bildet und die Hände schulterbreit unter den Schultern platziert sind, während die Rumpfmuskulatur fest angespannt wird und die Schultern aktiv nach unten gedrückt werden, um den unteren Rücken zu stabilisieren und die Schulterposition zu sichern.

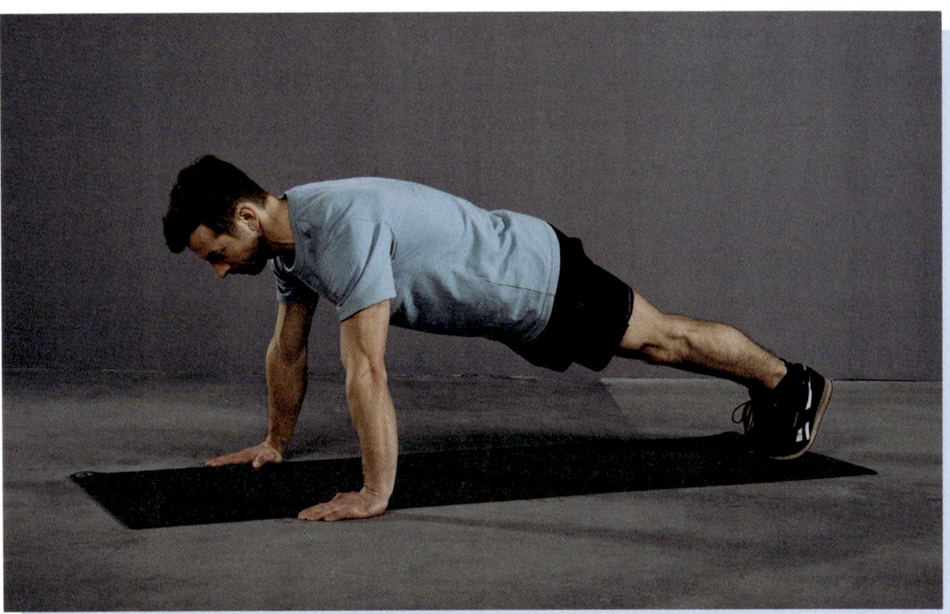

# HOLLOW HOLD / HOLLOW ROCK

**1.** Bei der Übung Hollow Hold liegst du auf dem Rücken und hebst Arme und Beine leicht vom Boden, um eine konkave Position (»hollow«) zu bilden.

**2.** Beim Hollow Rock wird diese Position gehalten und sanft vor und zurück geschaukelt. Wichtig ist, den unteren Rücken am Boden zu halten, um die Kernmuskulatur effektiv zu kräftigen und die Stabilität des Rumpfes zu verbessern.

## CHALLENGE

Versuche, so lange hin und her zu wippen und dabei stets in eine Richtung zu rotieren, bis du dich einmal im Kreis gedreht hast.

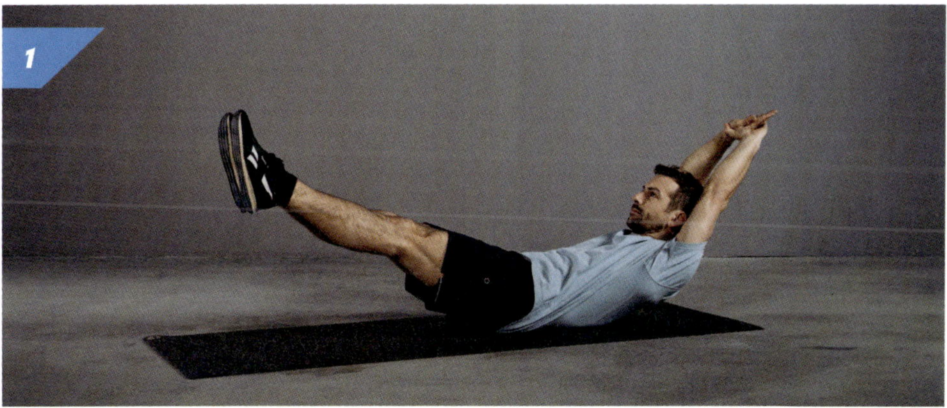
1

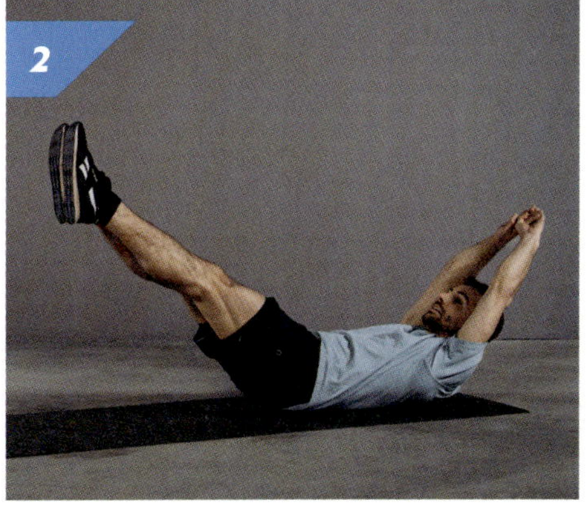
2

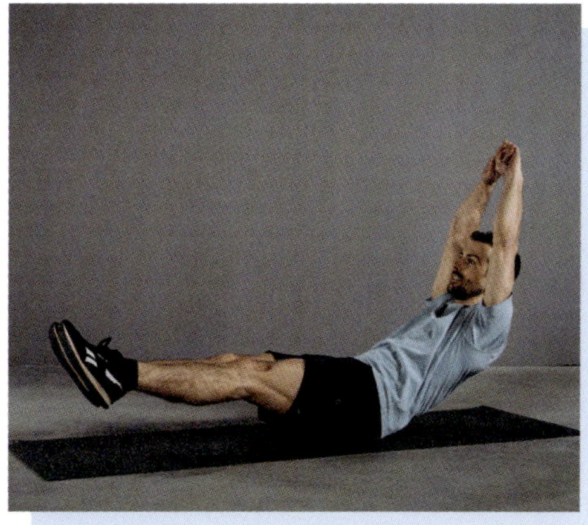

# RÜCKENSTRECKER AUF DEM BODEN

1. Bei der Rückenstrecker-Übung am Boden liegst du mit ausgestreckten Armen und Beinen auf dem Bauch.

2. Dann hebst du gleichzeitig Arme und Beine vom Boden, um die Rückenmuskulatur zu stärken. Halte diese Position kurz, bevor du deinen Körper wieder sinken lässt.

Achte darauf, die Bewegung aus der Muskulatur des unteren Rückens zu initiieren, ohne den Nacken zu überstrecken, was die Rückenmuskulatur kräftigt und zur Verbesserung der Haltung beiträgt.

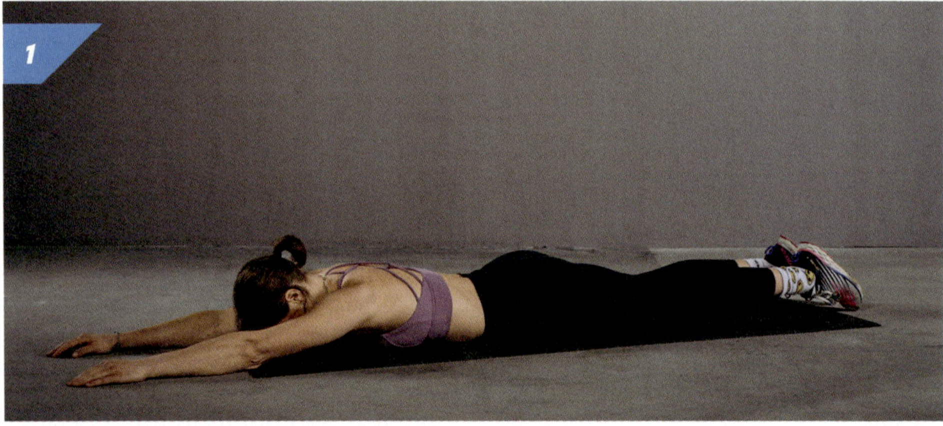


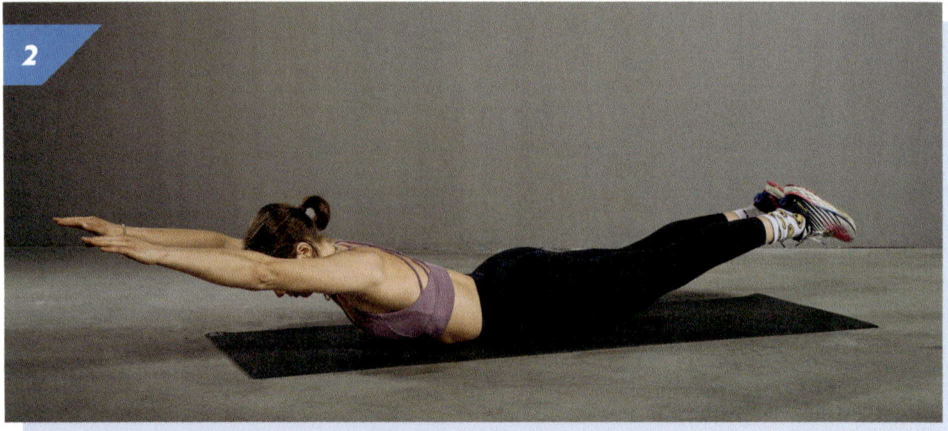

# VARIATION

Eine Variante ist das »Schwimmen« auf dem Boden. Dabei streckst du dich wie beschrieben und wippst abwechselnd mit den Armen und Beinen hoch und runter.

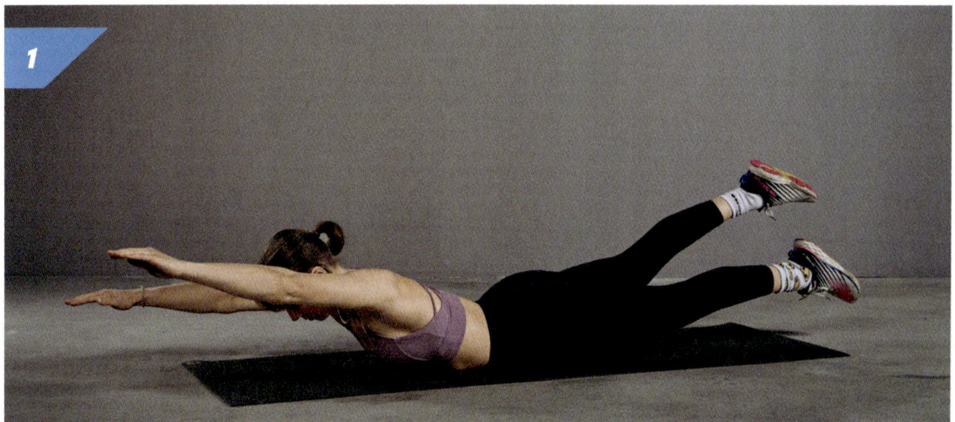


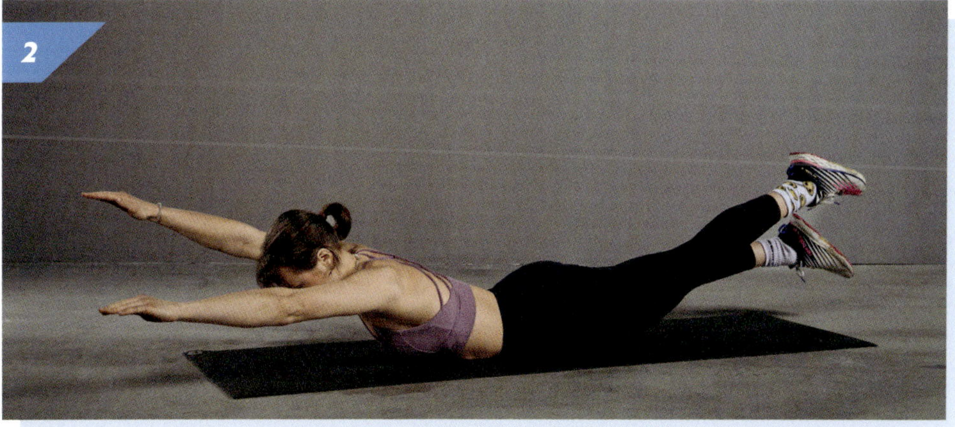

## HANDSTAND

Der Handstand ist eine herausragende Übung, die nicht nur die Körperspannung intensiv fördert, sondern auch Koordination, Kraft und Balance erheblich verbessert. Beim Halten des Körpers in der umgekehrten Position wird eine aktive Anspannung des gesamten Körpers erforderlich, besonders des Rumpfes, was zu einer gestärkten Kernmuskulatur führt. Gleichzeitig erfordert die Stabilisierung in dieser Position eine hohe Koordinationsfähigkeit und stärkt die Muskeln von Schultern, Armen und Handgelenken, während die Balance kontinuierlich herausgefordert und verfeinert wird. Da der Handstand eine sehr komplexe Übung ist, worüber es ganze Bücher gibt, will ich dir an dieser Stelle lediglich einen Tipp zum Ausprobieren mitgeben. Übe den Handstand an einer Wand, mit dem Bauch zur Wand gerichtet. Dies ist eine super Übung, um an deiner Handstandhaltung zu arbeiten.

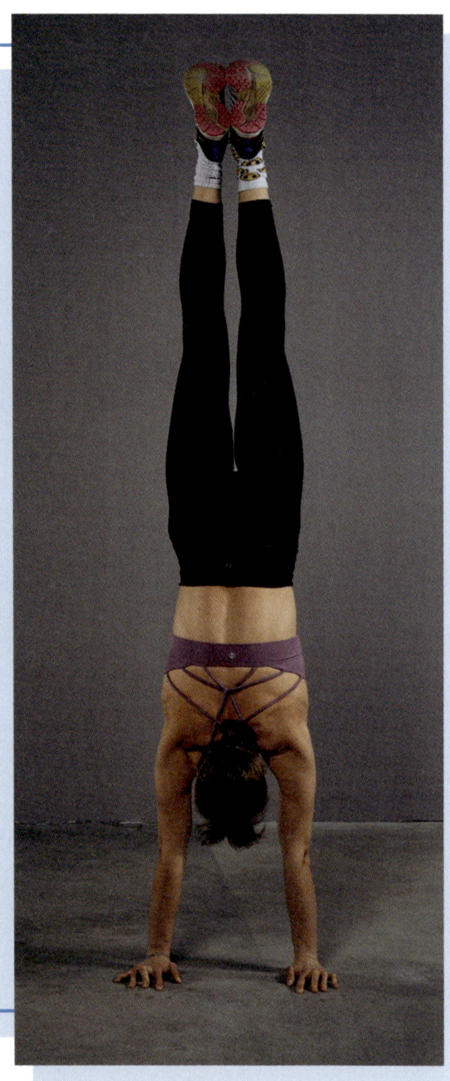

# DIE STATISCHE TRAININGSROUTINE

Für diese und alle weiteren Routinen empfehle ich dir eine herkömmliche Tabata- oder Intervall-Timer-App auf dem Handy oder einer Smartwatch zu nutzen. Dort kannst du die »Go«-Zeiten und Pausenintervalle eingeben und dich voll und ganz auf das Workout konzentrieren. Steigere die Anzahl der Sekunden regelmäßig, um die Belastung Stück für Stück zu erhöhen. Eine Runde ist jeweils am Stück und besteht aus folgenden Übungen:

## DIE STATISCHE ROUTINE

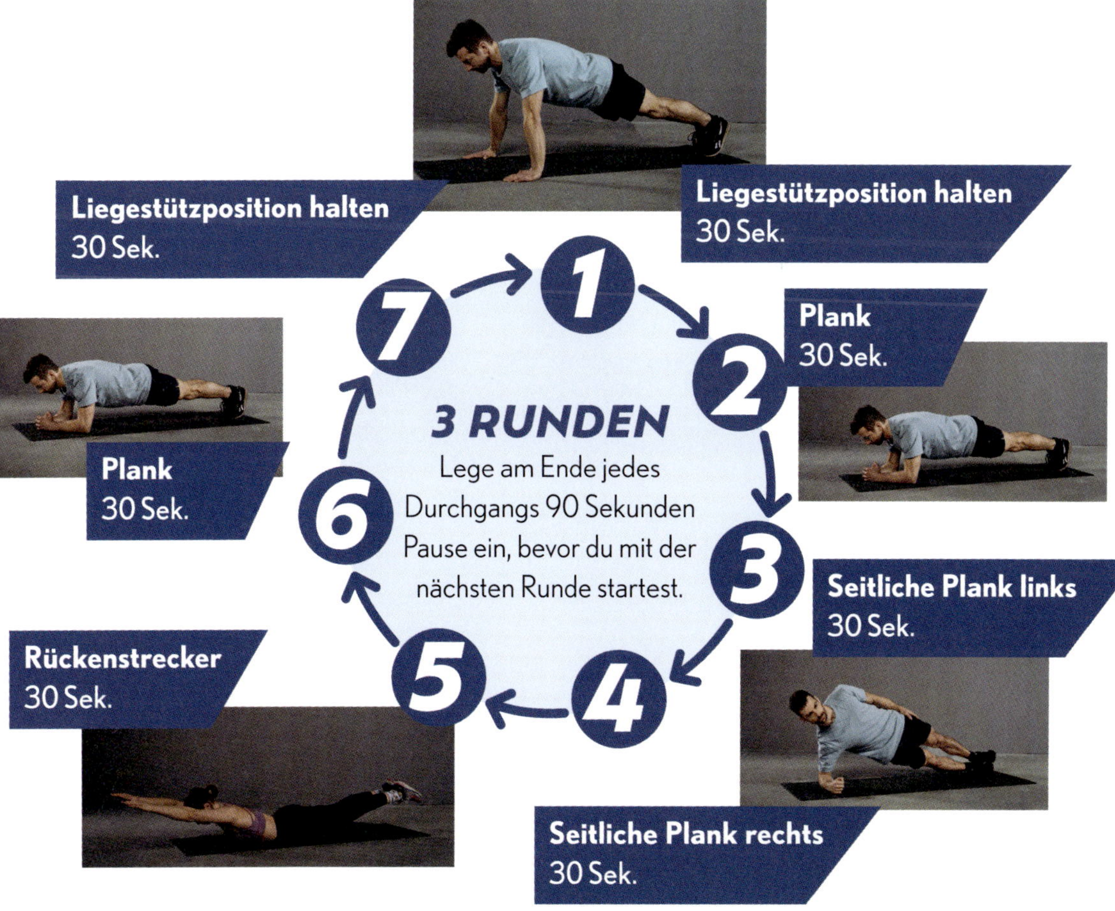

# HOLLOW ROUTINE

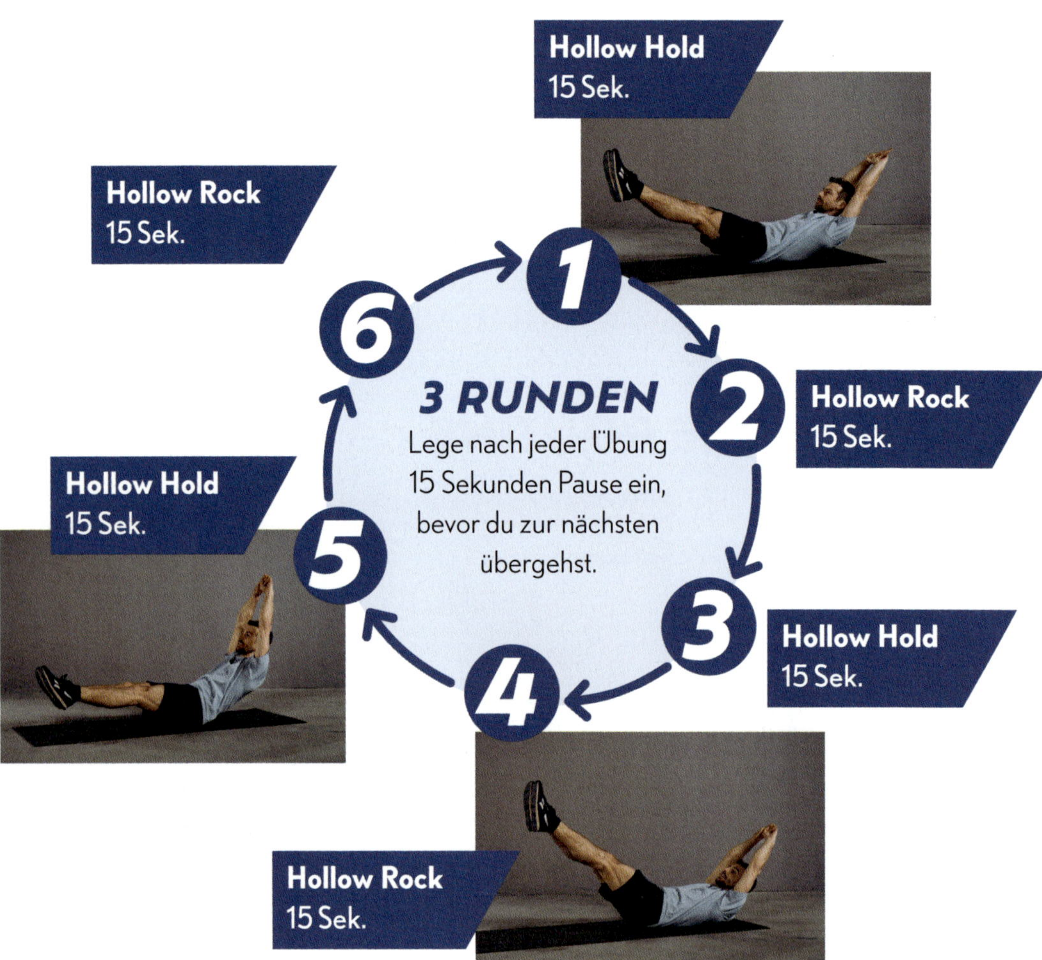

# DYNAMIK UND KOORDI-NATION

Dynamik und Koordination sind im Ninja-Sport zentrale Elemente, die entscheidend für die erfolgreiche Bewältigung der vielfältigen und oft unvorhersehbaren Hindernisse sind. Dynamik bezieht sich auf die Fähigkeit, schnelle und kraftvolle Bewegungen auszuführen, die notwendig sind, um von einem Hindernis zum nächsten zu gelangen, oft unter Einsatz von Sprüngen, Schwüngen und schnellen Richtungswechseln. Koordination ist die Fähigkeit, verschiedene Körperteile harmonisch und effizient zu steuern, um präzise und sicher auf den Hindernissen zu navigieren.

Diese Fähigkeiten sind im Ninja-Sport besonders wichtig, weil die Hindernisse häufig eine Kombination aus Geschicklichkeit, Geschwindigkeit und Präzision erfordern. Ein Athlet muss beispielsweise in der Lage sein, seine Bewegungen so zu koordinieren, dass er beim Sprung von Plattform zu Plattform oder beim Balancieren auf instabilen Objekten die Kontrolle behält. Eine gute dynamische Kontrolle ermöglicht es dem Sportler, effizienter zu agieren, Energie zu sparen und die Gefahr von Verletzungen zu minimieren. Somit sind Dynamik und Koordination nicht nur für den Wettkampferfolg, sondern auch für die langfristige Gesundheit und Leistungsfähigkeit im Ninja-Sport essenziell.

# FÜNF ÜBUNGEN FÜR GESCHMEIDIGKEIT UND KOORDINATION

Neben den spezifischen Techniken, die ich dir im nächsten Kapitel vorstellen werde, gibt es einige Übungen, die besonders darauf abzielen, deine dynamische Kraft zu entwickeln. Ich werde dir nun meine fünf Lieblingsübungen präsentieren, die sich hervorragend zu effektiven Workouts und Routinen kombinieren lassen.

# ICE SKATER

Die Übung Ice Skater simuliert die seitlichen Sprungbewegungen, die an einen Eisschnellläufer erinnern und ist eine dynamische Cardio- und Koordinationsübung.

1. Starte in einem hüftbreiten Stand. Kreuze nun dein linkes Bein hinter dein rechtes Standbein und beuge dieses leicht.

2. Springe nun mit einem großen Sprung zur Seite. Deine Arme schwingen dabei entgegengesetzt zu den Beinen mit, um den Schwung und dein Gleichgewicht zu unterstützen.

3. Lande nun auf deinem linken Bein und kreuze das rechte dahinter, ohne den Boden zu berühren.

4. Falls dir das am Anfang noch nicht gelingt, kannst du zur Unterstützung jeweils den Fuß des nach hinten gekreuzten Beins für zusätzliche Stabilität aufsetzen.

Wichtig bei der Ausführung der Ice-Skater-Übung ist es, die Landungen weich zu gestalten, um die Gelenke zu schonen und darauf zu achten, dass der Rumpf stabil bleibt, um eine effektive Kraftübertragung und Verletzungsprävention zu gewährleisten.

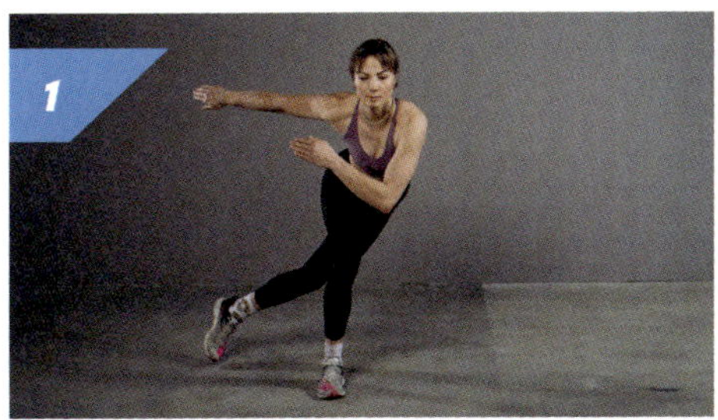


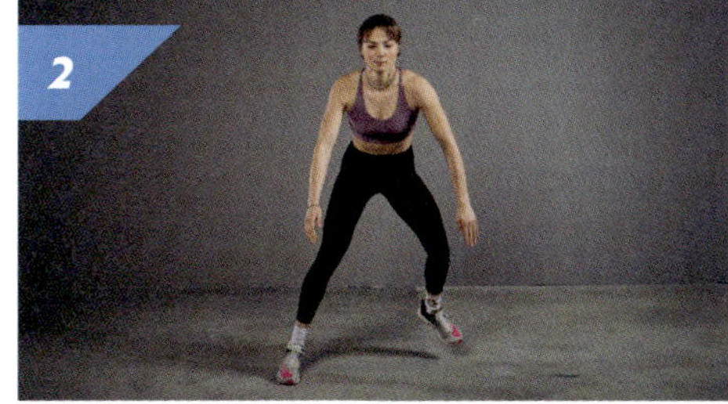


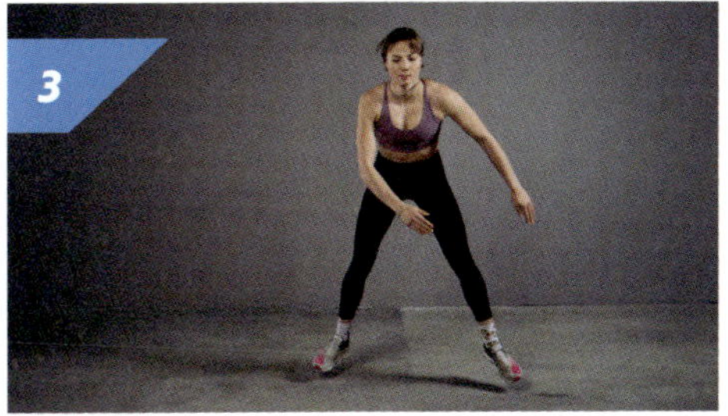


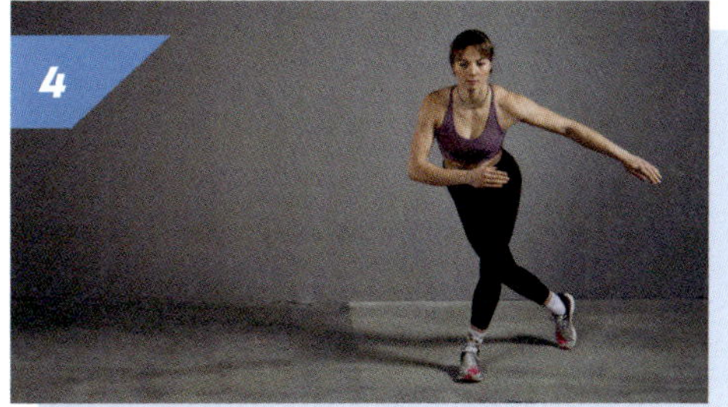

# HASSLIEBE: BURPEE

Manche lieben ihn und andere hassen ihn: den Burpee. Diese Übung steigert effektiv die Herzfrequenz, fördert die Ausdauer und kräftigt nahezu alle Hauptmuskelgruppen, einschließlich Beine, Rumpf und Arme, was die Übung quasi unverzichtbar für dein Training macht. Der Burpee ist eine intensive Ganzkörperübung, die mit einem Sprung in die Luft beginnt. Dann folgt ein schneller Übergang in die Liegestützposition und ein Liegestütz, bevor wieder in die Ausgangsposition zurückgekehrt wird.

1. Stelle dich schulterbreit an das Ende deiner Matte. Dein Rücken ist gerade und die Schultern ziehen nach hinten.
2. Beuge nun deine Beine und begibt dich in eine Liegestützposition.
3. Führe eine saubere Liegestütze aus.
4. Beim Hochpressen aus dem Liegestütz springst du in einen tiefen Squat.
5. Beende die Übung mit einem Strecksprung.

## PRAXISBEISPIEL

Lange Zeit zählte ich mich zur Gruppe derjenigen, die Burpees verabscheuten. Doch dann entschied ich mich, dieser Abneigung entgegenzuwirken und begann, gezielt Burpees zu trainieren, damit sie nicht mehr so nervig sind. Nach und nach fielen sie mir leichter, und mittlerweile bereiten sie mir sogar richtig Freude.

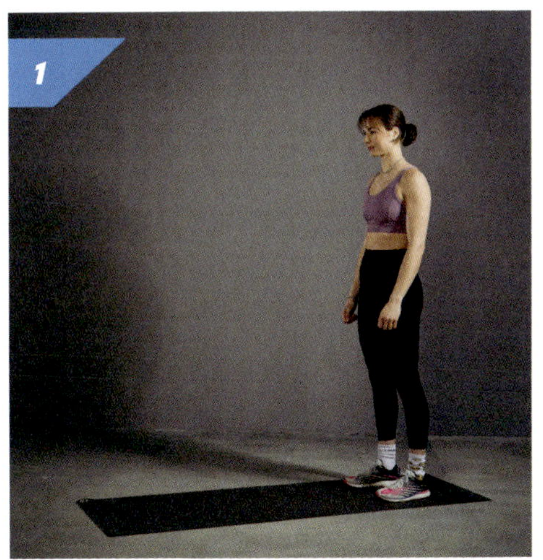
1

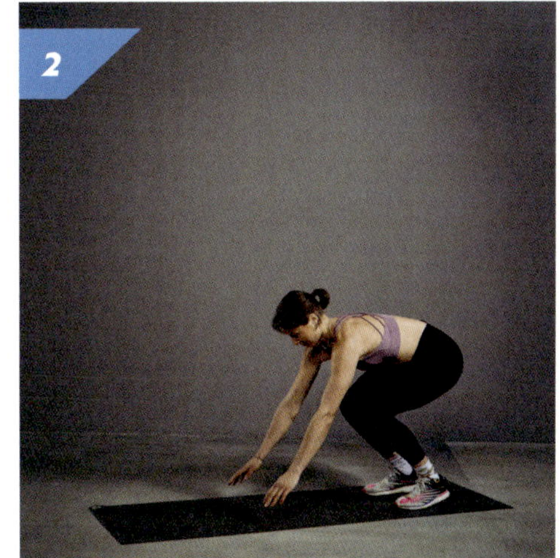
2

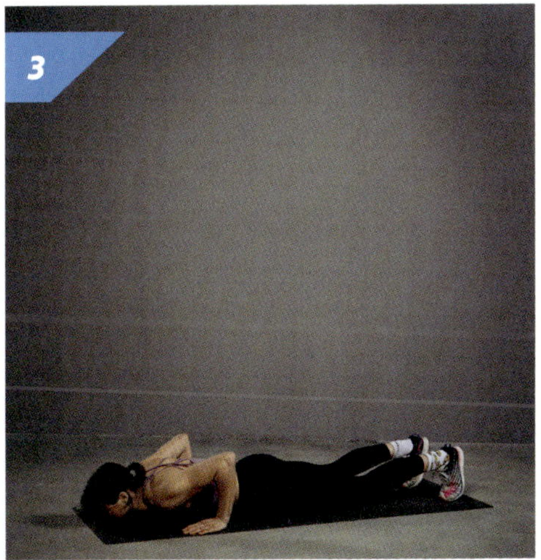
3

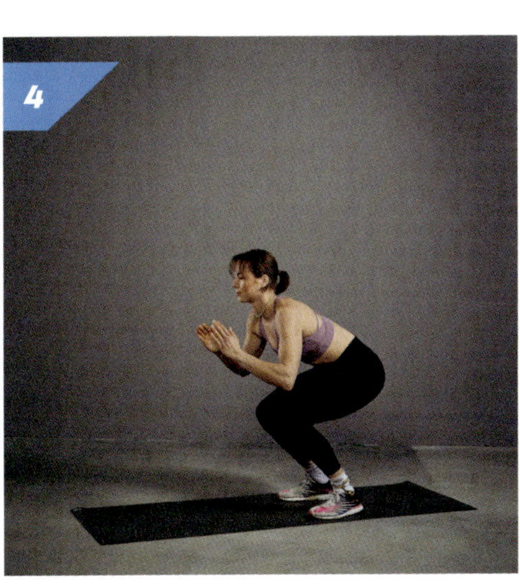
4

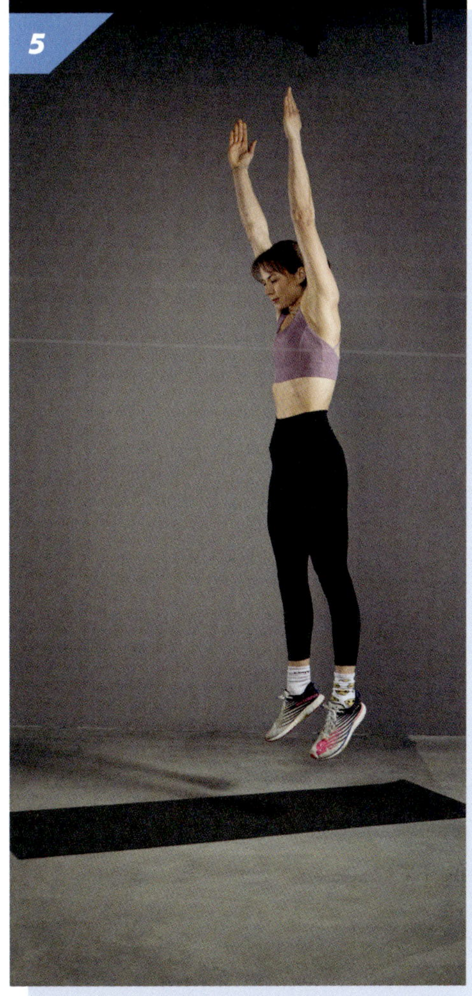
5

# WALK THE PLANK

1. Die Übung Walk the Plank beginnt im Stehen. Stelle dich aufrecht ans Ende deiner Matte. Beuge dich nun nach vorne und lege deine Hände auf den Boden, um damit für Stück nach vorne zu laufen.

2. Anschließend »läufst« du mit den Händen nach vorne, während deine Füße stationär bleiben, bis du die Liegestützposition erreichst.

3. Danach bewegst du die Hände Stück für Stück rückwärts, bis du wieder die stehende Ausgangsposition erreichst.

Diese Übung fördert die dynamische Kraft in Armen und Schultern sowie die Flexibilität im Unterkörper und stärkt zudem die Rumpfmuskulatur, da während der gesamten Bewegung eine stabile Körperhaltung erforderlich ist.

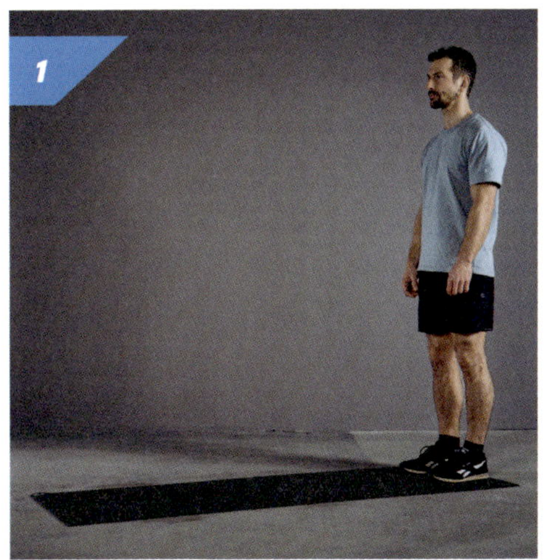
1

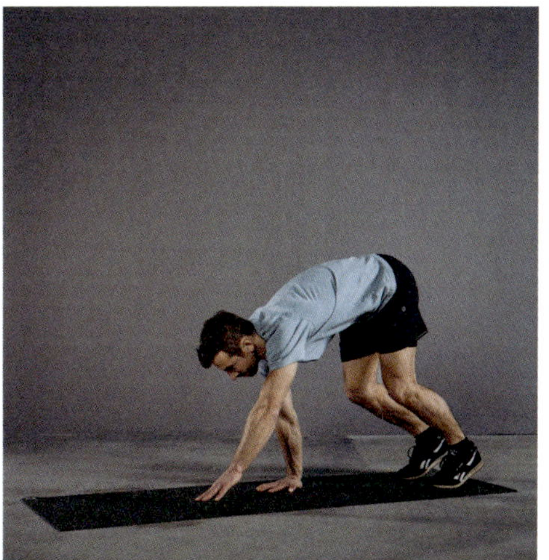

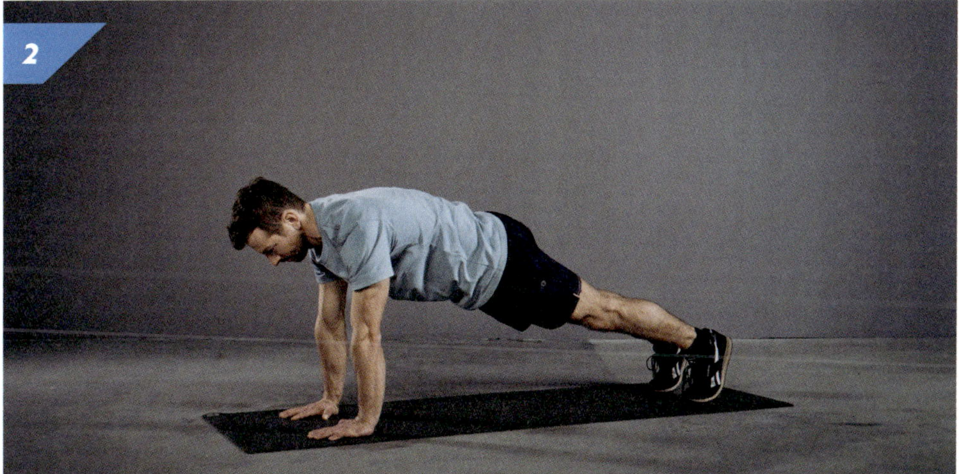
2

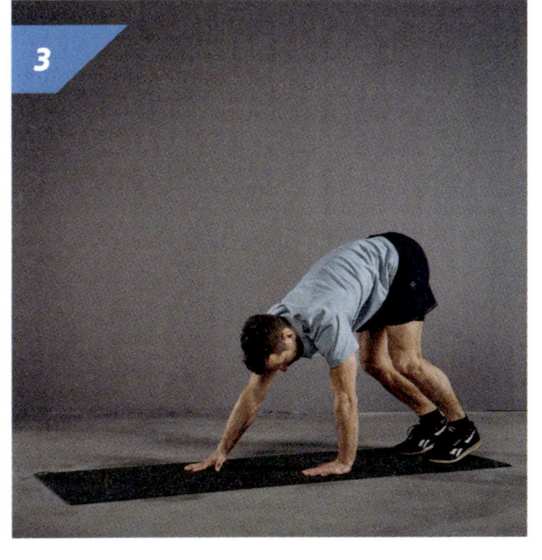
3

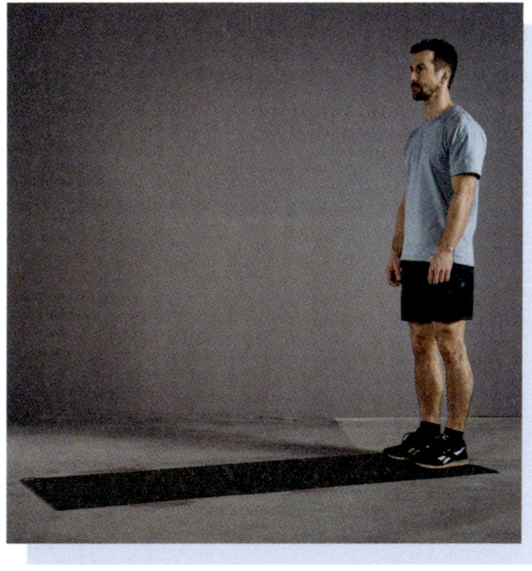

# WEITSPRUNG

Der Weitsprung aus dem Stand ist eine explosive Kraftübung, bei der du aus einer stabilen Standposition heraus so weit wie möglich nach vorne springst.

1. Beginne in einem aufrechten, etwa schulterbreiten Stand. Beuge nun leicht deine Beine, um Schwung für deinen Sprung zu holen. Nimm dabei deine Arme mit nach hinten für noch mehr Momentum.

2. Springe kraftvoll mit so viel Schwung wie möglich nach vorne. Versuche beim Sprung nach vorne deine Knie zu beugen.

3. Lande kraftvoll mit beiden Füßen gleichzeitig auf dem Boden und beuge deine Knie, um die Landung besser abzufedern.

Diese Übung ist besonders effektiv, um die Sprungkraft, die Beinmuskulatur und die Gesamtkoordination zu verbessern. Sie hilft auch dabei, die Reaktionsfähigkeit und Schnelligkeit zu steigern, was sie zu einer wertvollen Übung für viele Sportarten und körperliche Aktivitäten macht.

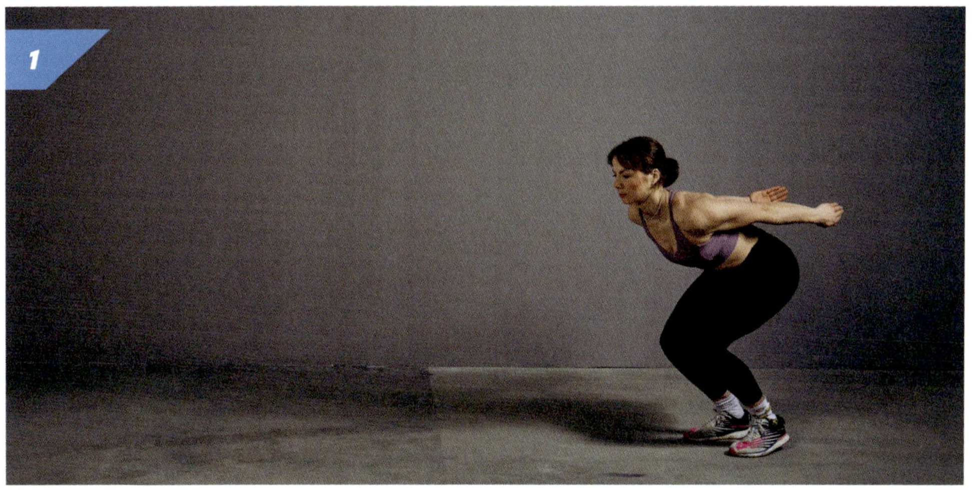
1

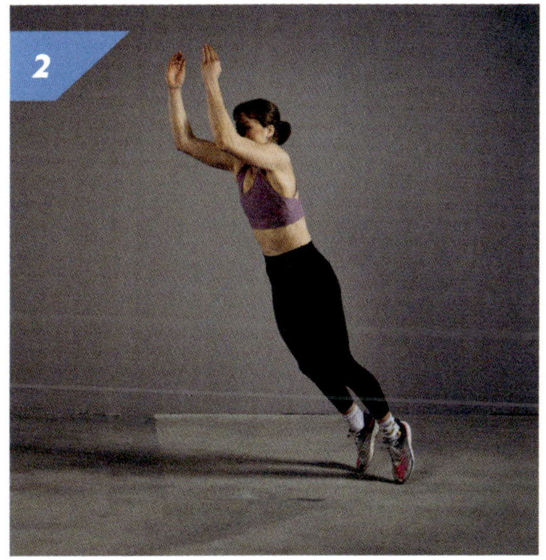
2

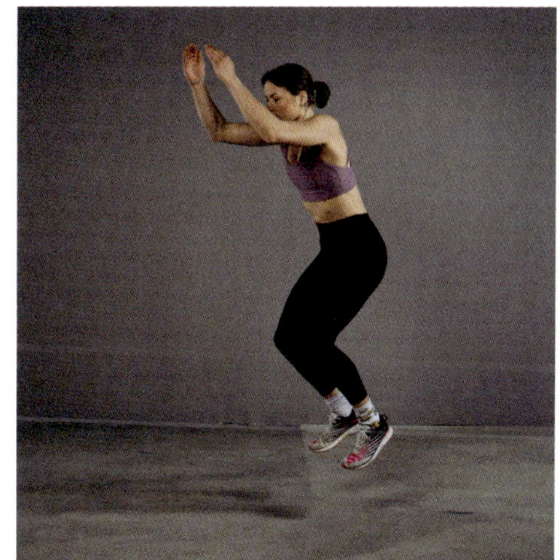

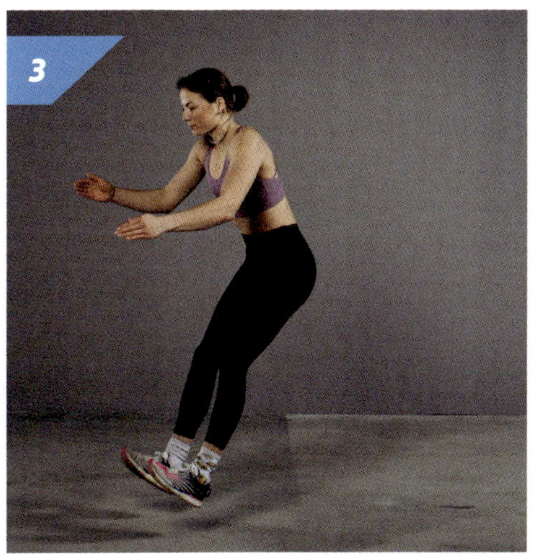
3

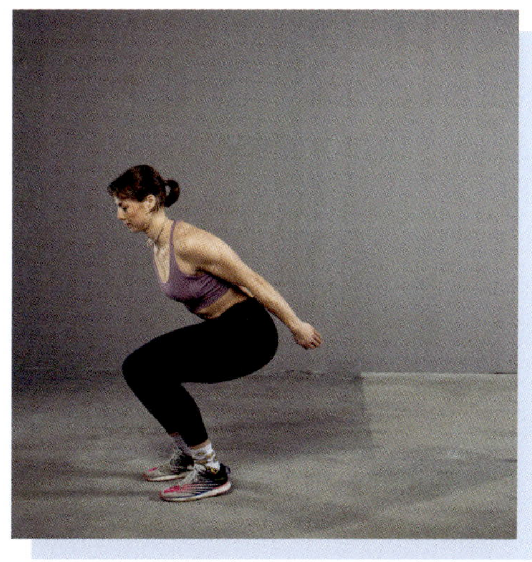

# ANIMAL WALK UND DREHUNG

1. Für diese Übung startest du in einer Vierfüßlerposition, wobei Hände und Füße den Boden berühren.

2. Während der Ausführung bewegst du dich vorwärts, indem du abwechselnd die gegenüberliegenden Hände und Füße anhebst und vorsetzt.

3. Die Drehung erfolgt, indem du dich um eine Hand bewegst.

4. Mit einem kleinen Sprung drehst du den Rumpf und die Hüften, um die Bewegungsrichtung zu wechseln, was eine gute Körperkontrolle und Flexibilität erfordert.

5. Anschließen bewegst du dich wieder auf allen Vieren weiter vorwärts.

Wichtig bei dieser Übung ist, die Bewegungen fließend und kontrolliert auszuführen, wobei der Rumpf stabil, aktiv und parallel zum Boden bleibt, um die Wirbelsäule zu schützen. Der Animal Walk trainiert insbesondere die Muskeln des Rumpfes, der Arme und Beine sowie die Schulterstabilität.

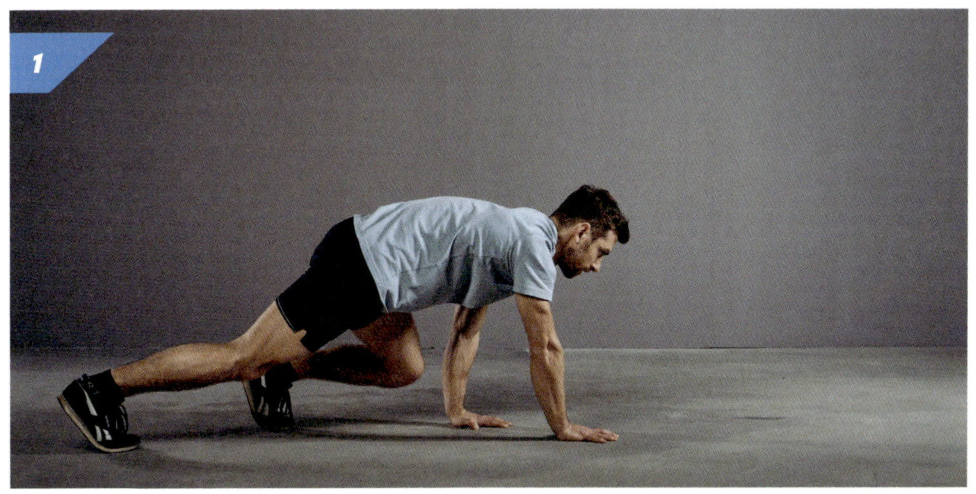
1

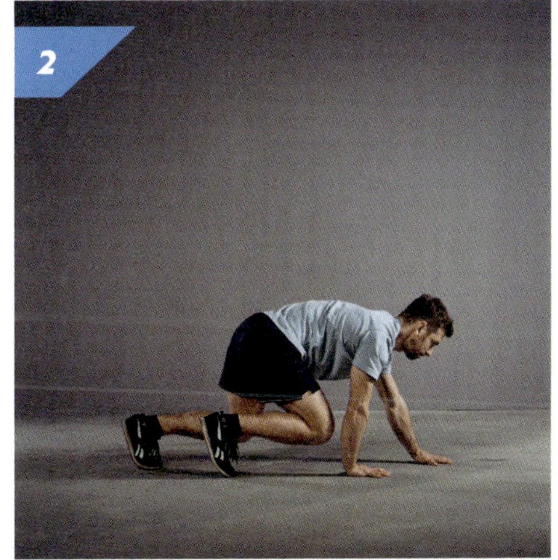
2

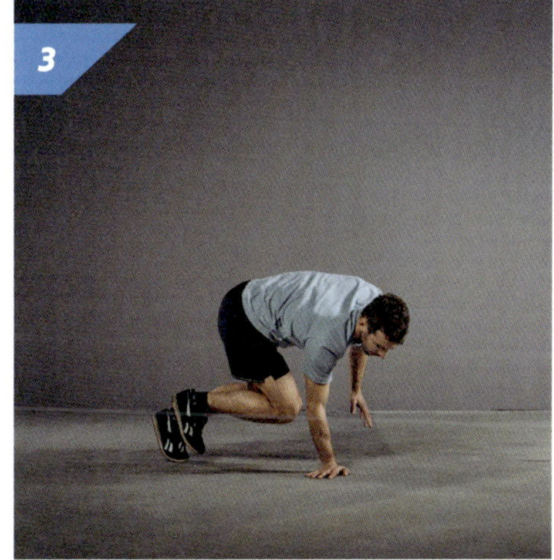
3

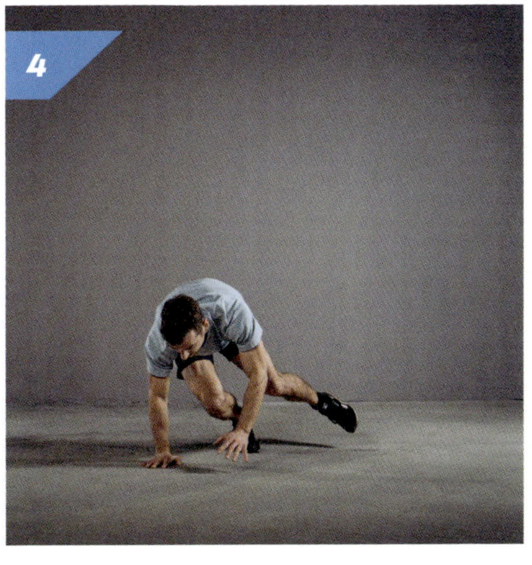
4

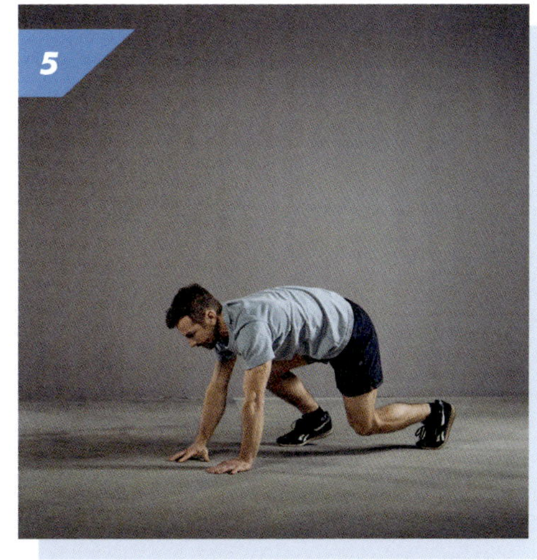
5

# DIE DYNAMISCHE TRAININGSROUTINE

Wie bei allen anderen Routinen auch darfst und sollst du die Sekundenanzahl und Intensität regelmäßig anpassen und Stück für Stück erhöhen. Eine Runde ist jeweils am Stück und besteht aus folgenden Übungen. Mache nach jeder Runde drei Minuten Pause.

## DYNAMISCHE KRAFTROUTINE

Burpee
30 Sek.
Ice Skater
30 Sek.
1
Walk the Plank
30 Sek.
5
2
3 RUNDEN
4
3
Animal Walk
30 Sek.
Weitsprung
30 Sek.

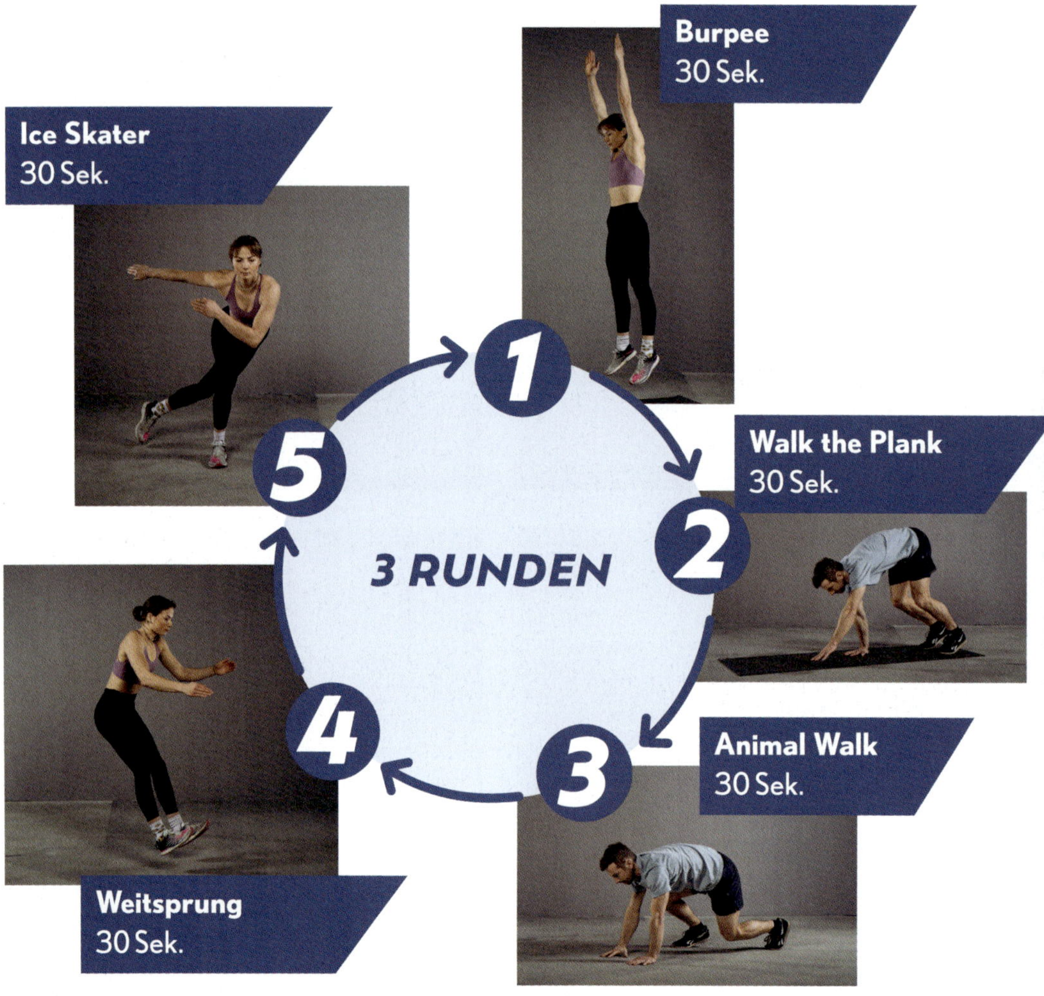

# HANGELN

Ninja ohne Hangeln geht nicht. Das Hangeln ist eine effektive Trainingsmethode, die nicht nur die Kraft im gesamten Oberkörper stärkt, sondern auch zu gesunden Schultern beiträgt. Diese Form des Trainings beginnt typischerweise mit dem einfachen Hängen an einer Stange. Dabei kannst du dich vollständig in deine Schultern hängen lassen (passives Hängen) oder aktiv die Schultern von den Ohren wegdrücken (aktives Hängen). Beim Hangeln kann eine unzureichende Griffkraft schnell zum limitierenden Faktor werden. Das Gute daran ist jedoch, dass du nicht erst separate Unterarmübungen machen musst, denn das Hangeln selbst trägt bereits effektiv zum Aufbau einer soliden Griffkraft bei. Hangeln verbessert nicht nur die physische Kraft, sondern auch die Koordination und das Zusammenspiel verschiedener Muskelpartien, was es zu einer ganzheitlichen und vielseitigen Trainingsform macht.

# HANGELN AM LANGEN ARM

Das Hangeln am gestreckten Arm erfordert, dass du deine Arme vollständig ausstreckst und deinen Körper unter den Griffpunkten schwingen lässt, während du von einem Griff zum nächsten greifst.

Diese Technik beansprucht stark die Griffkraft, da die gesamte Last des Körpers fast ausschließlich durch die Hände und die Finger gehalten wird. Zusätzlich erfordert es ein gutes Maß an Körperbewusstsein und Koordination, um den Schwung und die Bewegung des Körpers so zu steuern, dass du effizient von Griff zu Griff gelangen kannst, ohne zu viel Kraft zu verbrauchen.

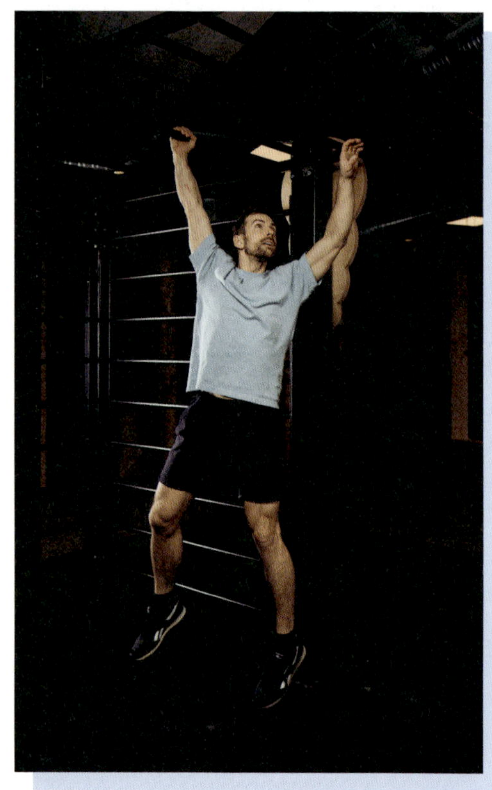

# VARIANTE 1

1. Beginne mit beiden Händen an einer Stange hängend. Nun greifst du zunächst mit einer Hand zur nächsten Stange.

2. Dann führst du die zweite Hand an dieselbe Stange nach. Bewege dich so methodisch von Griff zu Griff vorwärts.

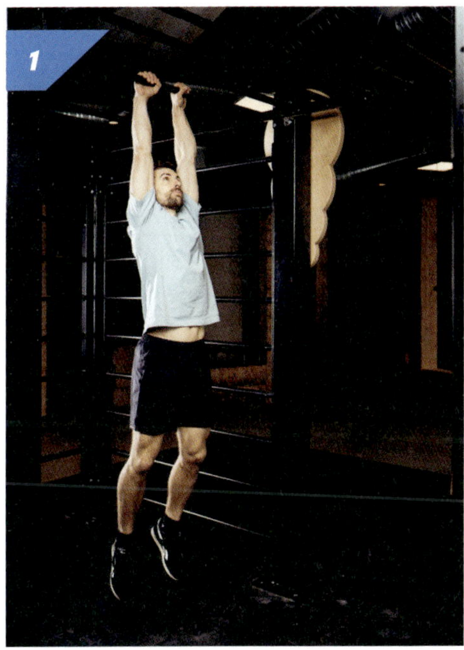


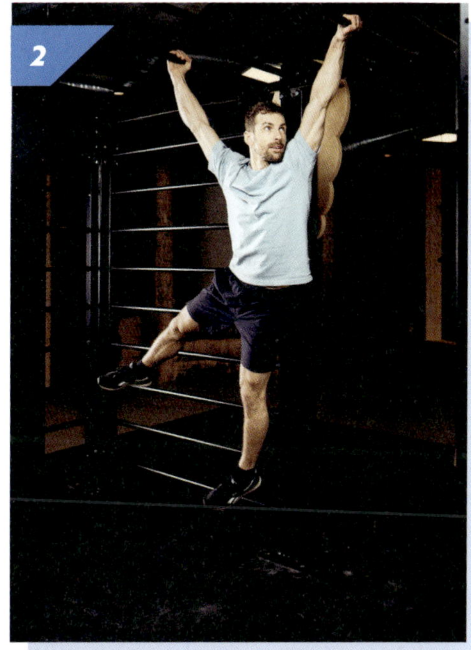

# VARIANTE 2

Du erreichst den nächsten Griffpunkt, schwingst deinen Körper darunter durch und greifst weiter zum nächsten verfügbaren Griffpunkt oder überspringst gleich mehrere Sprossen.

1. Mit ausgestreckten Armen hängend an der Stange pendelst du leicht vor und zurück, um Schwung aufzubauen.

2. Beim Vorschwung greifst du mit einer Hand zur nächsten Stange. Warte den entstehenden Rückschwung ab und greife dann beim erneuten Schwung nach vorne zur nächsten Stange.

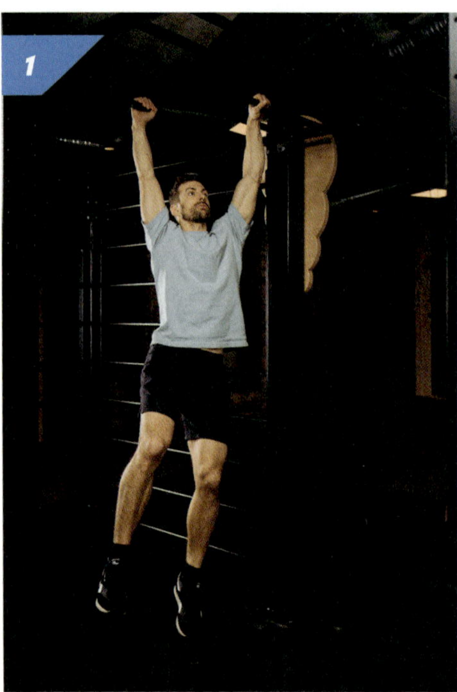


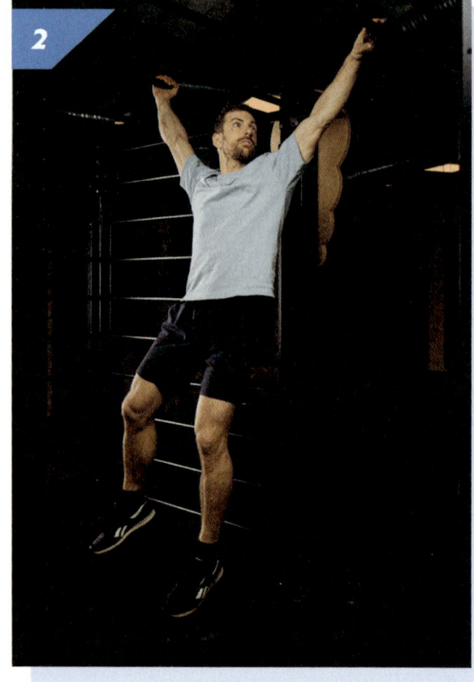

# HANGELN IM GEBEUGTEN ARM

Das Hangeln am gebeugten Arm, bei dem du von einem Punkt zum nächsten greifst, während die Ellenbogen leicht gebeugt bleiben, ist kraftintensiver als das Hangeln am gestreckten Arm. Diese Technik ist jedoch oft präziser, da durch die gebeugten Arme weniger Pendelbewegungen entstehen, was zu einer stabileren und kontrollierteren Fortbewegung führt.

1. An der Stange hängend ziehe dich leicht nach oben, als wolltest du einen Klimmzug machen. Greife schnell zur nächsten Stange oder Aufhängung und bleibe in der angewinkelten Position.

2. Ziehe deinen zweiten Arm nach und greife zur selben Aufhängung.

**AKTIVIERE DEINE BEINE BEIM HANGELN!**
Versuche beim nächsten Hangeln bewusst, deine Beine anzuspannen und beobachte, wie sich deine Körperkontrolle verbessert. Spürst du den Unterschied?

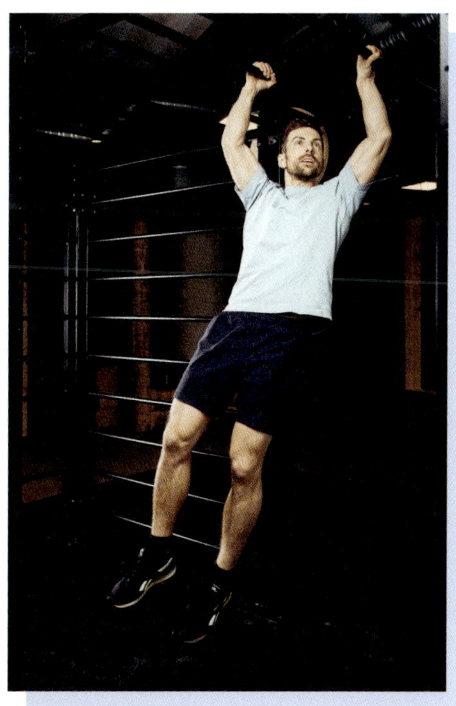

# SCHNELLIGKEIT

## STEIGERE DEINE REAKTIONS- UND BEWEGUNGS-GESCHWINDIGKEIT

Die Schnelligkeit in Bewegungen und am Ende auch in einem Ninja-Parcours besteht aus mehreren Faktoren, und es gibt mehrere Herangehensweisen, seine Schnelligkeit zu erhöhen. Ich will hier an dieser Stelle nicht zu sehr auf einzelne Übungen zur Verbesserung der Schnellkraft eingehen, weil es darüber ganze Bücher gibt und es für sich genommen ein eigenes wissenschaftliches Feld ist. Jedoch will ich dir meinen Ansatz natürlich nicht vorenthalten.

# LANGSAM IST PRÄZISE UND PRÄZISE IST SCHNELL

Schnelligkeit im Sport macht Spaß, birgt jedoch auch Risiken, wie ich bei meinen Teilnahmen an *Ninja Warrior* schmerzhaft erfahren musste. Je schneller die Bewegungen, desto höher ist die Wahrscheinlichkeit, Fehler zu machen. Einmal verfehlte ich das Trampolin, weil ich zu hektisch war, ein anderes Mal verpasste ich einen der Chaosbälle, weil ich zu ungestüm ins Hindernis stürmte. Diese Fehlschläge haben mir gezeigt, wie wichtig es ist, jede Bewegung genau zu fokussieren. Bei komplexen Bewegungsabläufen oder einem ganzen Hindernisparcours kann ein Moment der Unachtsamkeit schnell zu Fehlern führen, die das Risiko von Stürzen oder Verletzungen deutlich erhöhen.

Aus diesen Erfahrungen ergibt sich der wichtige Punkt, dass man, bevor man Geschwindigkeit in seine Übungen integriert, die Bewegungen im langsamen Tempo perfekt beherrschen sollte. Das folgt dem Prinzip des Zitats von Bruce Lee: »Ich fürchte nicht den Mann, der 10 000 Kicks einmal übte, sondern den Mann, der einen Kick 10 000 Mal übte.« Nur wenn du die Techniken langsam mit absoluter Perfektion ausführst und zudem endlos wiederholst, kannst du die Geschwindigkeit erhöhen, ohne die Kontrolle über die Bewegungen zu verlieren. Dazu gehört auch, sich immer auf die jetzt vor einem stehenden Schritte zu fokussieren. Denn wenn du mit dem Kopf schon zwei Hindernisse weiter bist, greifst du schnell mal daneben.

Selbst für mich klingt es immer wieder paradox: Das Sprichwort »Wenn du in Eile bist, gehe langsam« kam mir schon mehrfach während eines Laufes bei *Ninja Warrior* in den Kopf. Immer dann, wenn ich gerade dabei war, mich zu verhaspeln. Was ich am verblüffendsten finde, ist, dass genau diese Läufe dann auch meist die schnellsten und effizientesten waren, wie beispielsweise mein Vorrundenlauf aus dem Jahr 2021, welcher auf YouTube zu finden ist. In diesem Lauf hatte ich einen solchen bewussten Moment während des Laufs und habe mich innerlich gebremst, was dann zu einer gewissen Effizienz geführt hat.

# REAKTIVKRAFT-SPRÜNGE

Reaktivkraft-Sprünge, oft auch als plyometrische Übungen bezeichnet, nutzen den Stretch-Shortening-Cycle (SSC) der Muskeln (den Dehnungs-Verkürzungs-Zyklus), indem sie schnelle und kraftvolle Bewegungen aus einer vorgespannten Muskelposition heraus fördern. Diese Art des Trainings verbessert die Schnellkraft, also die Fähigkeit, in kürzester Zeit maximale Kraft zu erzeugen, was für schnelle Bewegungen und eine hohe Reaktionsgeschwindigkeit in vielen Sportarten entscheidend ist.

# DROP JUMP

Eine einfache Übung, die du in dein nächstes Training integrieren kannst, um den Effekt der Reaktivkraft zu erleben, ist der Drop Jump.

1. Stelle dich dafür auf eine Kante oder Box, die etwa schienbeinhoch ist.
2. Springe dann etwa 30 bis 50 Zentimeter vor die Box auf den Boden und versuche, so schnell wie möglich wieder nach oben oder nach vorne zu springen.

Achte dabei darauf, den Bodenkontakt so kurz wie möglich zu halten. Dieses Prinzip kann natürlich auf viele Übungen angewandt werden und ist besonders hilfreich, wenn du von einem zum nächsten Hindernis springst oder dich nach einem Sprung abfangen willst.

**PRO-TIPP**

**Integriere den Drop Jump in dein Training und konzentriere dich dabei zu 110 Prozent auf deine Beinmuskulatur. Spürst du einen Unterschied, wenn du deine Aufmerksamkeit gezielt auf die beanspruchten Muskelgruppen richtest? Wenn nicht, versuche deine Wahrnehmung noch weiter zu schärfen.**

# SCHNELLIGKEIT ENTSTEHT IM KOPF

Ein spielerischer Ansatz, um deine Schnelligkeit zu trainieren, ist die »Programmierung« auf schnelle Bewegungsausführung. Ziel ist es, sich in bestimmten Trainingseinheiten darauf zu konzentrieren, Bewegungen gezielt schnell auszuführen. Am besten wählst du dafür Übungen, die du bereits gut beherrschst. Im Folgenden findest du drei Beispiele für solche Übungsabläufe mit unterschiedlichen Schwerpunkten, wobei natürlich auch jede andere Technik deiner Wahl geeignet ist. Das Prinzip ist einfach: Nimm dir den Bewegungsablauf vor, übe ihn zunächst in einem gemütlichen Tempo, bis du dich sicher fühlst, und steigere dann schrittweise die Geschwindigkeit. Ziel ist es, die Übungen immer schneller auszuführen und schließlich so schnell wie möglich zu vollenden. Dies fördert die Gewohnheit, ein bestimmtes Tempo in deine Bewegungen zu integrieren.

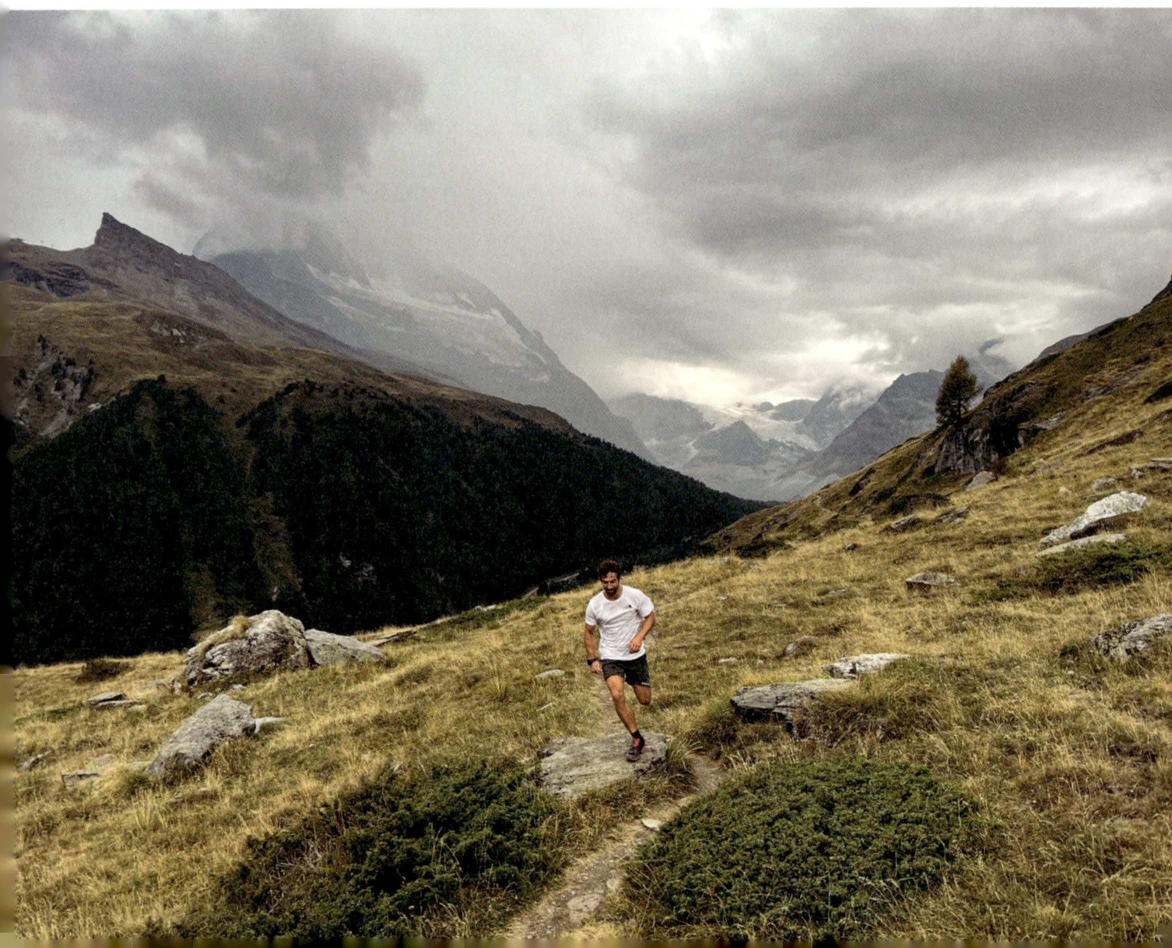

## BEISPIEL 1

Führe einen Sprint von etwa fünf bis zehn Metern durch, lasse dich auf den Boden fallen, stehe so schnell wie möglich auf und sprinte zurück. Lasse dich erneut fallen, kehre um und sprinte wieder.

## BEISPIEL 2

Kombiniere Hangeln mit einem anschließenden Absprung und einer präzisen Landung auf einer festgelegten Markierung.

## BEISPIEL 3

Überwinde einen Turnkasten, lasse dich auf der anderen Seite zu Boden fallen, führe einen Liegestütz aus, springe schnell auf und überwinde den Kasten erneut.

Du wirst anfangs vielleicht feststellen, dass die Übungen erst mal unsauber werden, wenn du sie zu schnell ausführst. Wenn das geschieht, geh mit der Geschwindigkeit wieder etwas runter, denn eine saubere Ausführung hat weiterhin oberste Priorität.

# AUSDAUER

## ERHÖHE DEINE LEISTUNGSFÄHIGKEIT ÜBER LÄNGERE STRECKEN

Das klassische Ausdauertraining wie längere Läufe, Schwimm- oder Raddistanzen spielen beim Ninja-Training nicht zwangsweise eine große Rolle, da du dich hier primär in der Kurzzeitbelastung befindest. Sprich, du hast Belastungsphasen, die selten länger als ein bis zwei Minuten am Stück sind. Die Regel ist eher, dass du dabei in einem Bereich von wenigen Sekunden pro Hindernis bist. Dennoch bin ich der festen Überzeugung, dass eine gewisse Grundausdauer für ein gesundes und aktives Leben unerlässlich ist, denn sie stärkt nicht nur deinen Selbstwert, sondern hält dich auch in Schwung und macht den Kopf frei. Mit einem freien offenen Geist wiederum lässt es sich leichter trainieren und fokussieren.

# GRUNDLAGENAUSDAUER

Die Grundlagenausdauer bezieht sich auf die allgemeine Ausdauerleistungsfähigkeit in Sportarten, bei denen ein großer Anteil der Skelettmuskulatur gefordert ist. Dies umfasst Aktivitäten wie Laufen, Radfahren, Rudern und Schwimmen. Diese Form der Ausdauer ist unabhängig von der spezifischen Sportart und bildet die Grundlage für jegliche sportliche Entwicklung. Das Training der Grundlagenausdauer stärkt nicht nur die Widerstandsfähigkeit gegenüber Ermüdung bei intensiven Belastungen, sondern beschleunigt auch die Regeneration nach dem Training. Für mich persönlich ist die verbesserte Regenerationsgeschwindigkeit ein wesentlicher Motivator, regelmäßig laufen zu gehen und meine Grundausdauer zu pflegen, um meine Belastbarkeit und Toleranz gegenüber körperlichen Anforderungen zu erhöhen.

# DAS KONZEPT DES INTERVALLTRAININGS

Die TV-Show *Catch!*, bei der die Athleten sich in verschiedenen Spielen gegenseitig fangen müssen, bot mir eine besondere Erfahrung, durch die ich die Effektivität des Intervalltrainings am eigenen Leib spürte. Die Spielrunden dauerten zwischen 20 und 60 Sekunden, in denen die Athleten entweder anderen Spielern entkommen oder diese fangen mussten. Oftmals musste man nach nur 20 Sekunden des Entkommens und minimaler Pause erneut vor dem nächsten Fänger fliehen, was kaum Erholungszeit bot und volle Leistung erforderte.

Meine Teilnahme an der Show verdeutlicht die Auswirkungen von Intervalltraining eindrucksvoll. Ich nahm zwei Jahre hintereinander teil; im ersten Jahr hatte ich weder Grundlagenausdauer noch spezifisches Intervalltraining praktiziert. Im Jahr darauf bereitete ich mich mit gezieltem Lauf- und Intervalltraining vor. Ich wählte Laufintervalle, um sowohl meine Laufgeschwindigkeit zu steigern als auch die Regeneration zu beschleunigen. Ich teilte beispielsweise eine Strecke von vier Kilometern in zehn Abschnitte von je 400 Metern auf, lief diese Abschnitte deutlich schneller als mein übliches Joggingtempo, pausierte jeweils für eine bestimmte Zeit und setzte das Intervall fort, bis die gesamte Distanz absolviert war. Ein typisches Pausenverhältnis, das ich verwendete, war entweder 1:1 oder 1:2 von Belastung zu Pause. Das bedeutet, wenn ich 400 Meter in circa 80 Sekunden lief, pausierte ich anschließend für 80 Sekunden bei einem 1:1-Verhältnis oder 160 Sekunden bei einem 1:2-Verhältnis. Zu den erstaunlichen Effekten, die ich erlebte, gehörte, dass ich zwischen den Runden der Show meinen Puls fast zur Ruhe bringen konnte. Kurze Pausen von nur 15 bis 30 Sekunden reichten aus, um durch einige tiefe Atemzüge meinen Puls, meine Atmung und meinen Fokus wiederherzustellen. Ich war selbst überrascht über den starken Effekt des Intervalltrainings und wie schnell sich mein Körper generell nach intensiven Trainingseinheiten regenerierte. Ein zusätzlicher Vorteil war, dass ich mich schneller für das Training bereit fühlte, da mein Körper daran gewöhnt war, schnell zwischen Aktivitätsphasen und Pausen zu wechseln, was eine schnellere Hochfahr- und Abkühlphase ermöglichte.

# DAS LAUFINTERVALL

Im Folgenden findest du drei Beispiele, wie du Laufintervalle effektiv in dein wöchentliches Training integrieren kannst. Ich empfehle dir, zur präzisen Messung von Zeiten und Distanzen eine Smartwatch oder Sportuhr zu verwenden. Auf diesen Geräten kannst du verschiedene Intervalle programmieren, und eine Vibration signalisiert dir das Ende der Laufstrecke sowie den Beginn und das Ende der Pausen. So kannst du dich vollständig auf das Laufen und deine Atmung konzentrieren. Ziel ist es, eine Laufgeschwindigkeit von etwa 65–80 Prozent deiner Sprintgeschwindigkeit zu erreichen. Beginne zunächst etwas langsamer und achte darauf, dein Tempo über die gesamte Distanz konstant zu halten.

Um die Intensität dieser Trainings zu variieren, hast du drei Stellschrauben.

1. die Verringerung der Pausen
2. die Erhöhung der Laufdistanz
3. die Erhöhung deines Lauftempos

| LAUFINTERVALL 10 x 400 METER | |
|---|---|
| **ÜBUNG** | **DISTANZ/DAUER** |
| **Laufen** | **400 m** |
| **Pause** | **90–120 Sek.** |

| LAUFINTERVALL 5600 METER | |
|---|---|
| **ÜBUNG** | **DISTANZ/DAUER** |
| Einlaufen | 1 km locker einlaufen |
| Laufen | 600 m |
| Pause | 120–180 Sek. |
| Laufen | 600 m |
| Pause | 120–180 Sek. |
| Laufen | 400 m |
| Pause | 120–180 Sek. |
| Laufen | 400 m |
| Pause | 120–180 Sek. |
| Laufen | 600 m |
| Pause | 120–180 Sek. |
| Laufen | 600 m |
| Pause | 120–180 Sek. |
| Laufen | 200 m |
| Pause | 120–180 Sek. |
| Laufen | 200 m |
| Auslaufen | 1 km locker auslaufen |

Eine weitere effektive Methode für dein Intervalltraining ist der fließende Übergang von einem normalen Joggingtempo zu einem schnellen Lauf. Beginne mit einem gemütlichen, langsamen Joggingtempo. Nach einer gewissen Distanz oder Zeit steigerst du dann das Tempo zu einem 65-80 prozentigen Sprint, bevor du wieder zu einem langsamen Joggingtempo zurückkehrst. Dieser Wechsel hilft dir, deine Ausdauer zu verbessern und deine Geschwindigkeit effektiv zu steigern.

| FLIESSENDES LAUFINTERVALL 5200 METER | |
|---|---|
| **ÜBUNG** | **DISTANZ/DAUER** |
| **Einlaufen** | **1 km** |
| **Langsam Joggen** | **600 m** |
| **65-85 % Sprint** | **200 m** |
| **Langsam Joggen** | **600 m** |
| **65-85 % Sprint** | **200 m** |
| **Langsam Joggen** | **600 m** |
| **65-85 % Sprint** | **200 m** |
| **Langsam Joggen** | **600 m** |
| **65-85 % Sprint** | **200 m** |
| **Auslaufen** | **1 km** |

# GRIFFKRAFT UND AUSDAUER

Die Griffkraft ist ein zentrales Thema im Zusammenhang mit *Ninja Warrior* und beschreibt die Kraft der Unterarme, die notwendig ist, um zu greifen, zu halten und zu hängen. Es gibt unzählige Methoden, diese zu trainieren, doch in meiner langjährigen Karriere in *Ninja Warrior* und Parkour habe ich selten spezifisches Griffkrafttraining in mein Routineprogramm integriert. Der Grund dafür ist einfach: Beim Ninja-Training selbst baust du durch Aktivitäten wie Schwingen, Hangeln, Klettern und das Ausführen von Klimmzügen automatisch deine Griffkraft auf. Bevor du dich also speziell auf das Training der Griffkraft konzentrierst, solltest du die Basisübungen und die speziellen Fähigkeiten, die im nächsten Kapitel behandelt werden, beherrschen, da diese deinen Greifapparat ganzheitlich stärken. Zusätzlich habe ich eine Leidenschaft für das Bouldern entwickelt, das hervorragend zur Verbesserung der Griffkraft beiträgt, da es erhebliche Anforderungen an die Kraft der Unterarme stellt. Auch Seilklettern ist eine ausgezeichnete Methode, um sowohl die Griffkraft als auch die Ausdauer für längere Belastungen zu verbessern. Eine weitere einfache Methode zur Stärkung deiner Griffausdauer ist es, an einem Hangelgerüst definierte Routen zu hangeln, bis deine Arme erschöpft sind und du den »Pump« spürst oder deine Hände einfach nicht mehr können.

Wenn du dennoch nicht auf spezifisches Griffkrafttraining verzichten möchtest, empfehle ich die Anschaffung von Handgriffverstärkern, die du leicht im Alltag nutzen kannst, um deine Griffkraft zu verbessern. Diese kleinen Geräte sind nicht nur hilfreich, sondern bieten auch eine willkommene Ablenkung während lästiger Wartezeiten.

# MEISTERE DIE BASIC SKILLS

In diesem Kapitel hast du eine Vielzahl von Workouts kennengelernt, die deinen Körper ganzheitlich für den Ninja-Sport fit machen. Nun steht die Frage im Raum: Wie integrierst du diese effektiv in dein Training? Es ist wichtig, Sportlichkeit zu einer alltäglichen Gewohnheit zu machen und nicht nur auf Trainingszeiten zu beschränken. Das kann beispielsweise damit anfangen, dass du jede Treppe, die dir begegnet, als Trainingsgerät siehst. Die beschriebenen Workouts können entweder ein komplettes Training ausfüllen oder als Ergänzung zu deinem regulären Programm dienen, je nachdem, wie intensiv du die Routinen gestalten möchtest. Später im Buch werden wir diese Routinen in einen strukturierten Rahmen setzen und durch die »Commitment Challenge« deinen Trainingsplan festlegen. Bis dahin ist es sinnvoll, die Workouts zu wiederholen und zu festigen. Dazu gehört die Stumpf-ist-Trumpf-Routine für grundlegende Kraft, die Plank- und Hollow-Hold-Routinen zur Stärkung der Rumpfmuskulatur sowie dynamische Kraftübungen, die Koordination und Beweglichkeit fördern. Das Hangeln ist ebenfalls ein wesentlicher Bestandteil des Trainings und kann ebenso spielerisch bei den dynamischen Übungen mit trainiert werden. Schnelligkeit und Ausdauer sowie die Griffkraft, die durch das umfassende Training gefördert wird, sind ebenfalls integral.

In Bezug auf die Priorisierung dieser Elemente: Alle sind gleich wichtig für ein umfassendes Training. Je nach deinen persönlichen Defiziten oder Stärken kannst du entscheiden, wo du anfangen willst. Ob du nun deine Schwächen verbessern oder deine Stärken weiter ausbauen willst, lass dich einfach von dem leiten, was dir am meisten Spaß macht. Der Spaßfaktor und deine Ziele werden dir zeigen, wo deine Trainingsreise hingehen kann. Denke dabei immer an das Gesetz der Minimalkonstanz, um Überforderung zu vermeiden und stetig Fortschritte zu erzielen.

Um dir eine konkrete Vorstellung davon zu geben, wie du die Workouts in deinen Trainingsplan integrieren kannst, möchte ich dir meine persönliche Vorgehensweise vorstellen. Mein Training beginnt üblicherweise mit dem Stumpf-ist-Trumpf-Workout direkt nach dem Aufwärmen. Diese Routine ist ein essenzieller Bestandteil meines Krafttrainings. Zum Abschluss des Trainings bevorzuge ich statische Übungen wie die Plank oder Hollow Hold, die als hervorragender Abschluss dienen. Für eine Herausforderung in der Gruppe oder zur Steigerung der Motivation integriere ich die dynamische

Kraftroutine, die ideal ist, um wirklich alles aus sich herauszuholen. Diese Routine positioniere ich gerne gegen Ende des Trainings, um es mit hoher Intensität abzuschließen. Das Hangeln behandle ich als spielerisches Element in meinem Trainingsregime, das ich sporadisch einsetze, indem ich so lange wie möglich hangle, bis meine Arme ermüden. Schnelligkeitsübungen fließen bedarfsabhängig und spielerisch in mein Training ein, oft kombiniert mit speziellen Fertigkeiten, um durch ständiges Wiederholen die Ausführung zu perfektionieren und zu beschleunigen. Mein Ausdauertraining umfasst vorrangig Laufen und Intervalltraining, wobei ich das Hangeln auch nutze, um die Ausdauer meiner Griffkraft zu trainieren. Die Entwicklung der Griffkraft erfolgt durch gezieltes Training, Bouldern und regelmäßiges Hangeln. Diese Ansätze helfen mir, meinen Körper kontinuierlich weiterzuentwickeln und ihn zu einem starken, verlässlichen Werkzeug in meinem Alltag und beim Sport zu machen.

### PRO-TIPP

Mach es dir zur Gewohnheit, sportlich aktiv zu sein, auch außerhalb des Trainingsraums – alles im Alltag kann Training sein.

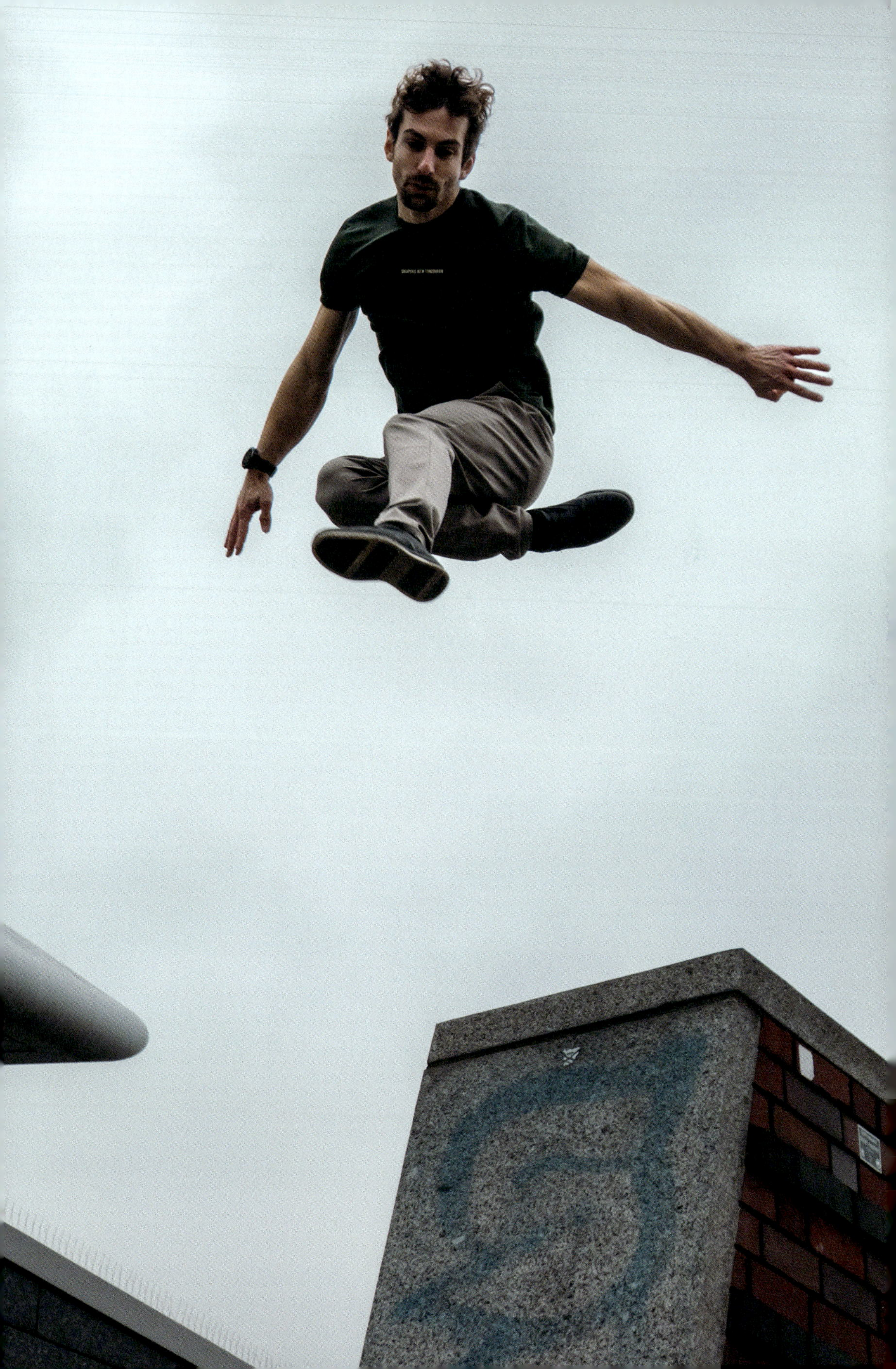

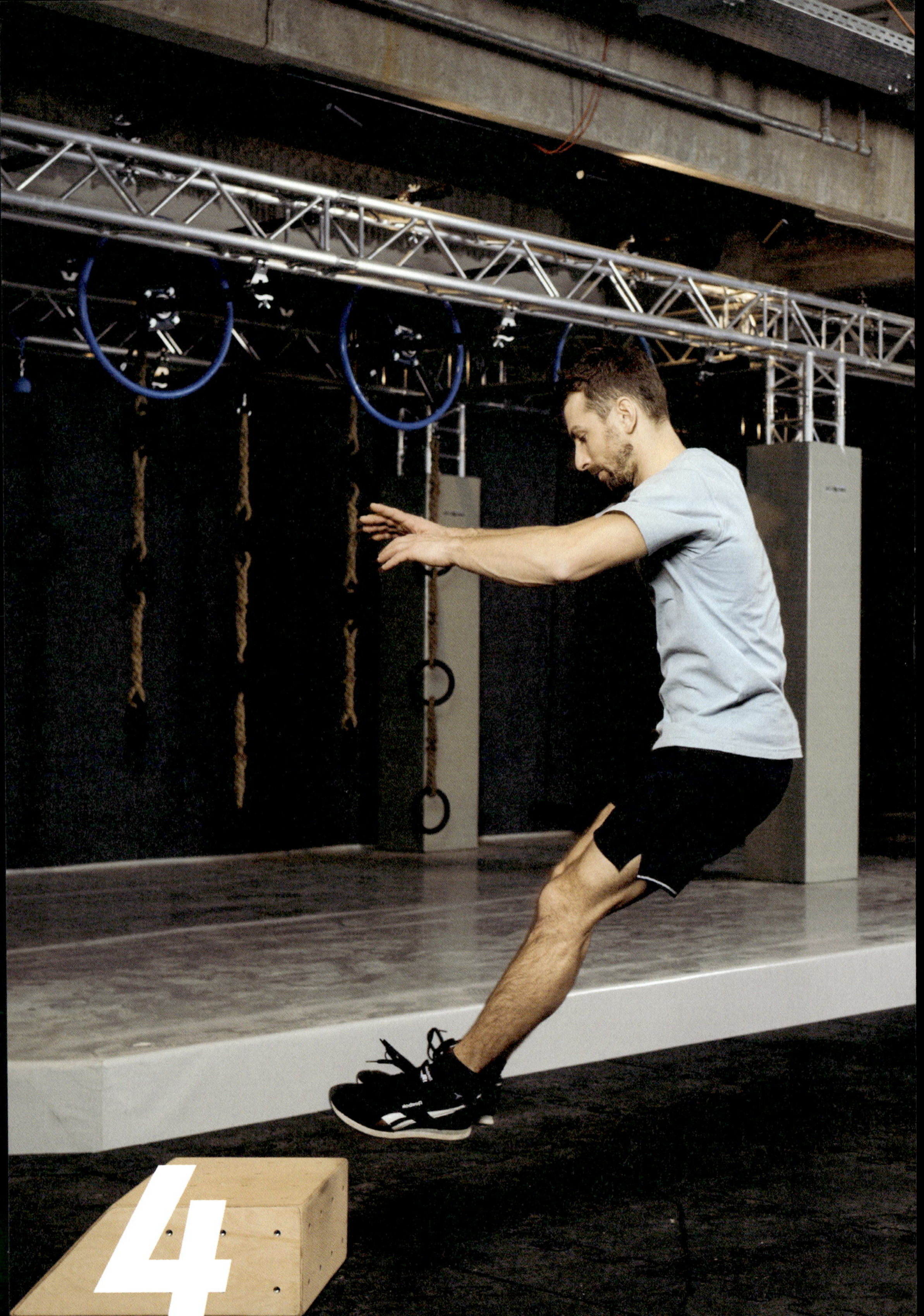
4

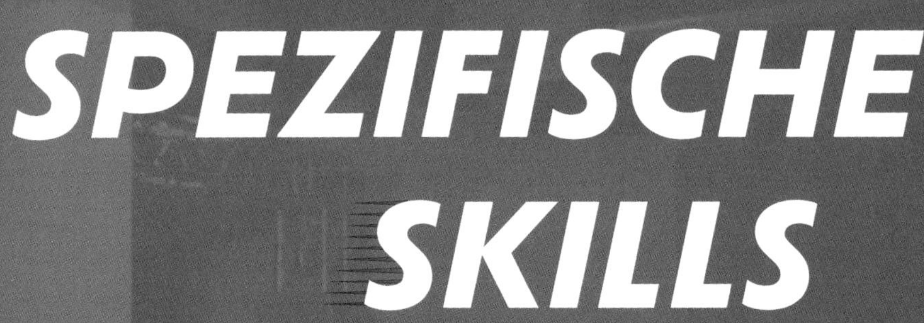

# SPEZIFISCHE SKILLS

## UND WIE DU SIE ERLERNST

In diesem Kapitel tauchen wir in die Grundelemente und dynamischen Bewegungen des Ninja-Trainings ein. Diese Bewegungen sind entscheidend, da sie nicht nur die Grundlage für viele anspruchsvolle Ninja-Hindernisse bilden, sondern auch eine vielseitige Basis für ein umfassendes Bewegungsspektrum bieten. Wir werden sowohl die Technik als auch die Anwendung dieser Fähigkeiten betrachten, um dir zu helfen, deine Agilität, Kraft und Koordination zu verbessern. Dies wird dein Repertoire für das Training und den Wettkampf erheblich erweitern.

# SO ÜBST DU DIE TECHNIKEN OPTIMAL

Im Gegensatz zu vielen anderen Sportarten, in denen Bewegungen strikt vorgegeben sind, sind die Anleitungen im Parkour und Ninja-Training flexibler und nicht in Stein gemeißelt. Das bedeutet, dass bestimmte Bewegungen für dich vielleicht etwas anders funktionieren könnten. Ich rate dir zwar, dich zunächst an die vorgegebenen Techniken zu halten, möchte aber betonen, wie wichtig es ist, dass du spielerisch experimentierst, um herauszufinden, wie die Techniken für dich am besten funktionieren. In meinen zwanzig Jahren Erfahrung im Parkour und zehn Jahren im Ninja-Bereich habe ich unzählige Techniken und Variationen gesehen, die bei anderen Athleten hervorragend funktionierten, auch wenn ich manchmal selbst nicht nachvollziehen konnte, wie das möglich ist.

Es ist nicht erforderlich, die Special Skills sofort perfekt zu beherrschen. Nähere dich den Bewegungen spielerisch, probiere unterschiedliche Herangehensweisen aus und finde deine optimale Technik. Sobald du diese gefunden hast, beginnt die Phase der Wiederholung, das sogenannte Repetitionstraining, bis du die Bewegungen perfektionierst und sie nahtlos in deinen natürlichen Bewegungsfluss übergehen.

# GRIFFARTEN

## OPTIMALES GREIFEN UND HALTEN

Es gibt im Wesentlichen drei verschiedene Methoden, wie du eine Stange und Hindernisse greifen kannst. Am wichtigsten für dich sind der Obergriff und der Kreuzgriff, wobei Zweiterer quasi nur bei sich drehenden und losen Stangen interessant ist. Der Untergriff spielt bei den spezifischen Skills nur dann eine Rolle, wenn das Hindernis vorgibt, dass du mit einem Untergriff greifen musst. Im Folgenden lernst du die drei Griffarten und ihre Anwendungsbereiche kennen und erfährst, was dabei wichtig ist.

## OBERGRIFF

Beim Obergriff zeigen die Handflächen nach unten, und die Finger werden von oben um eine Stange oder ein anderes Griffobjekt gelegt. Besonders bei festen Stangen empfiehlt es sich, diese Griffart zu verwenden, da sie am einfachsten umzusetzen ist. Ein wesentlicher Aspekt des Obergriffs ist, dass der Daumen ebenfalls um die Stange geschlossen wird, was zusätzlichen Halt bietet. Dies verhindert das Abrutschen und ermöglicht eine festere und sicherere Greifweise, besonders wichtig bei anspruchsvollen oder rutschigen Hindernissen. In seltenen Fällen, insbesondere wenn die Stangen dicker sind, lege ich den Daumen auf die Stange, um besser schwingen zu können. Diese Technik wird allerdings nicht häufig angewandt und ob sie zum Einsatz kommt, hängt letztendlich von persönlichen Vorlieben ab. Am besten ist es, wenn du beide Varianten ausprobierst und selbst beobachtest, welche sich für dich sicherer und komfortabler anfühlt.

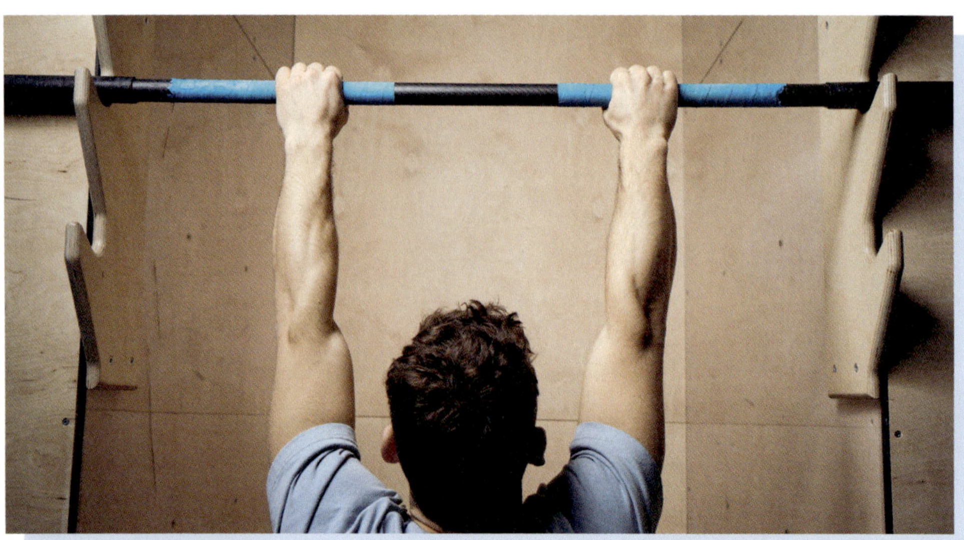

# UNTERGRIFF

Der Untergriff ist eine Griffart, bei der die Handflächen nach oben zeigen und die Finger von unten um die Stange oder das Hindernis greifen. In *Ninja Warrior*-Hindernissen kommt dieser Griff meist nur vor, wenn das spezifische Hindernis dies explizit erfordert. Eine der größten Herausforderungen beim Untergriff, besonders in dynamischen Situationen wie beim Fliegen von einem Hindernis zum nächsten, besteht darin, die Hände unter das Hindernis zu bringen und rechtzeitig fest genug zu greifen. Dies kann besonders schwierig sein, da man oft den Griff nicht direkt sieht und schnell und präzise reagieren muss, um sicher zu landen und nicht abzurutschen. Das erfordert nicht nur erhebliche Kraft in den Unterarmen und Händen, sondern auch ein hohes Maß an Koordination und Timing, um die Bewegung erfolgreich auszuführen.

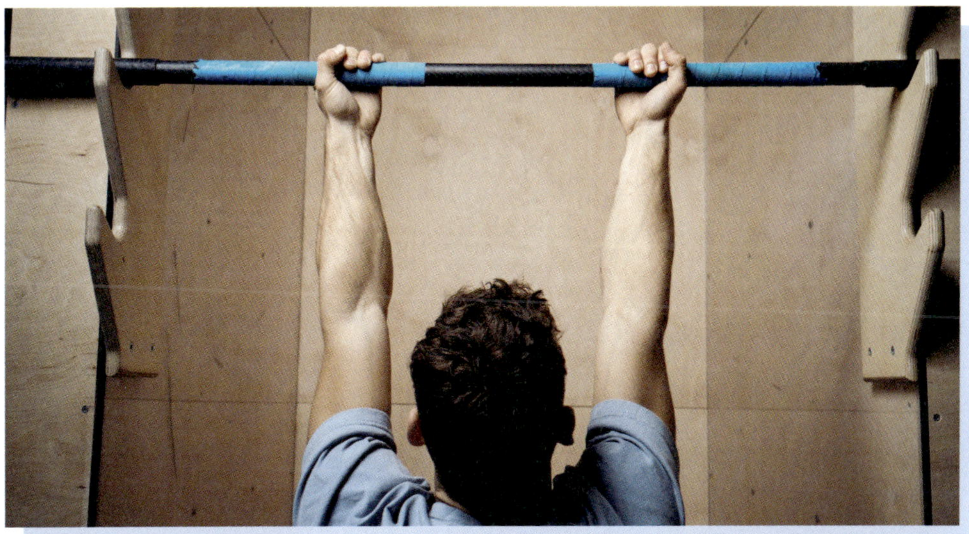

# KREUZGRIFF

Der Kreuzgriff ist eine Kombination aus Unter- und Obergriff, bei der eine Hand von oben und die andere von unten um die Stange greift. Diese Griffart ist besonders empfehlenswert bei Stangen, die sich drehen können oder die lose in einem Hindernis eingelassen sind, wie beispielsweise bei der Himmelsleiter. Durch das entgegengesetzte Greifen der Hände wird verhindert, dass sich die Stange dreht, da die Kräfte in entgegengesetzte Richtungen wirken und so für Stabilität sorgen.

Um den Unterschied selbst zu erfahren, kannst du ein einfaches Experiment durchführen: Hänge dich zunächst mit einem normalen Obergriff an eine lose Stange und pendle leicht vor und zurück. Anschließend wechsle zum Kreuzgriff und wiederhole die Bewegung. Du wirst sofort einen spürbaren Unterschied in der Stabilität der Stange bemerken.

Die Herausforderung beim Kreuzgriff liegt im gezielten Einsatz während dynamischer Bewegungen, da das Zielen und die Kraftverteilung zwischen den Händen, die unterschiedlich orientiert sind, etwas Übung erfordern. Mit etwas Praxis wirst du jedoch schnell ein Gefühl dafür entwickeln, wie du die Kräfte effektiv ausbalancieren kannst, um maximale Kontrolle und Sicherheit während des Hindernislaufs zu gewährleisten.

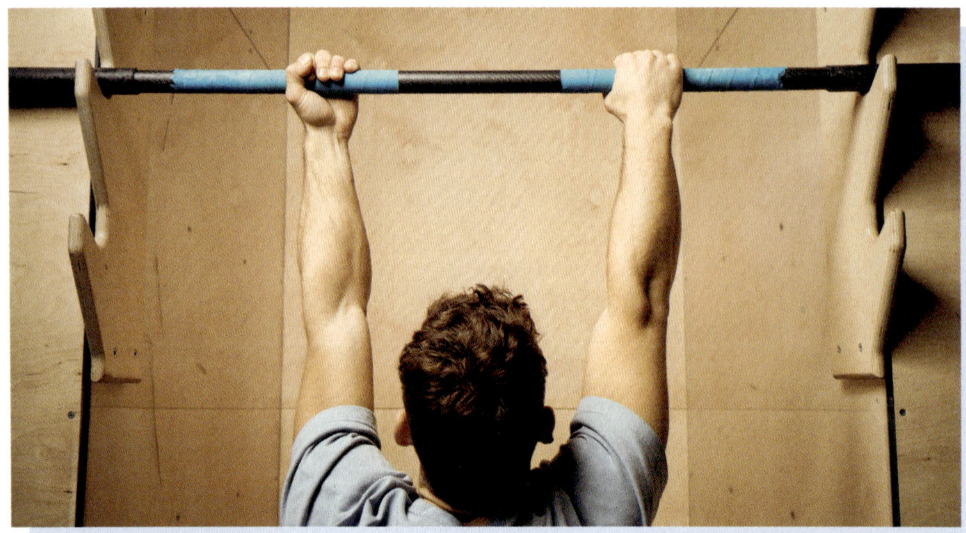

# SCHWINGEN

## TECHNIKEN FÜR KONTROLLIERTE BEWEGUNGEN IM HÄNGEN

Das Schwingen ist eine entscheidende Technik im Ninja-Training, die benötigt wird, um genügend Momentum für den Sprung von einem Hindernis zum nächsten Hindernis oder Griffpunkt aufzubauen. Darüber hinaus ist das Schwingen auch entscheidend für die Effizienz der Bewegung, da es ermöglicht, körperliche Energie zu sparen und gleichzeitig die Präzision bei der Landung zu erhöhen. Die Sicherheit beim Schwingen kann deine Leistung in komplexen Parcours maximieren, indem du schnellere Übergänge und eine bessere Kontrolle über deine Bewegungen erlangst.

Schwingen kann in vielen Varianten auftreten, und der Unterschied wird besonders dadurch deutlich, ob das Hindernis starr ist, sich bewegt, eine kurze oder lange Aufhängung hat oder sich sogar dreht. Grundlegend bei all diesen Formen ist, dass es sich um eine Pendelbewegung handelt, die durch den Aufhängepunkt und den Schwerpunkt bestimmt wird.

Ein entscheidender Faktor beim Schwingen ist die Rolle der Hüfte, die wesentlich die Richtung bestimmt. Um die Hüfte effektiv in Schwung zu versetzen, ist es notwendig, gezielt Anstrengungen im Bauchbereich, im Rumpf sowie in den Hüftbeugern zu aktivieren. Am Beispiel der fixierten Stangen lässt sich das Grundprinzip des Schwingens verdeutlichen: Es geht darum, die Hüfte hochzuwerfen und durch das Anziehen sowie Strecken von Armen und Beinen den Körper zu komprimieren und wieder auszustrecken, wobei der Körper wie ein Pendel wirkt. Um die Grundlagen des Schwingens zu meistern, ist nicht nur physische Kraft erforderlich, sondern auch gute Koordination und ein tiefes Verständnis dafür, wie man Körperbewegungen effektiv für den Schwung einsetzt. In Disziplinen wie *Ninja Warrior* und Parkour ist es besonders wichtig, diese Bewegungen flüssig und kontrolliert auszuführen, da sie die Basis für fortgeschrittene Techniken wie Sprünge oder das Erreichen entfernter Objekte bilden. Indem du lernst, deinen Körper während des Schwungs präzise zu steuern und die Bewegungen deiner Arme und Beine aufeinander abzustimmen, kannst du deine Effizienz und Leistung in diesen Sportarten deutlich verbessern.

# SCHWUNG HOLEN

**1.** Hänge am langen Arm und starte mit einem leichten Vor- und Zurückpendeln. Dies hilft dir, ein Gefühl für den Schwung zu bekommen. Achte darauf, dass du bei Bedarf mit den Händen nachgreifst, um deinen Griff zu stabilisieren und sicherzustellen, dass du nicht abrutschst.

**2.** Konzentriere dich auf deine Knie und ziehe diese so hoch du kannst in Richtung Stange, um dann die Füße nach vorne zu schmeißen und gestreckt zurückzuschwingen. Um mehr Schwung zu generieren, ziehe die Knie hoch und knicke die Hüfte leicht ein.

**3.** Führe einen Klimmzug durch und stoße dann die Beine kraftvoll nach vorne, während du deine Arme lang machst und gestreckt zurückschwingst.

**4.** Beim Rückschwung strecke deinen Körper vollständig aus, um den maximalen Schwung zu nutzen.

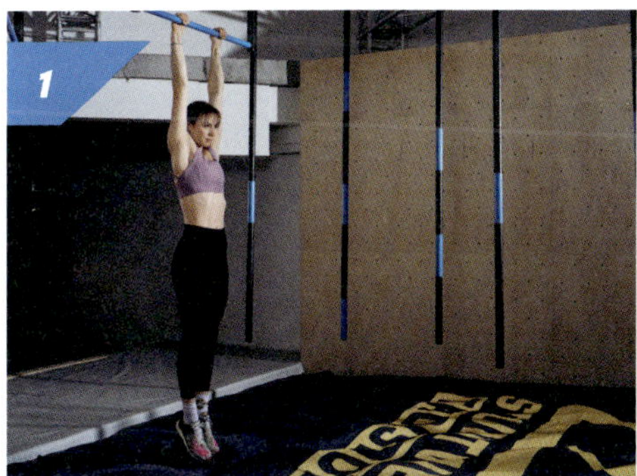


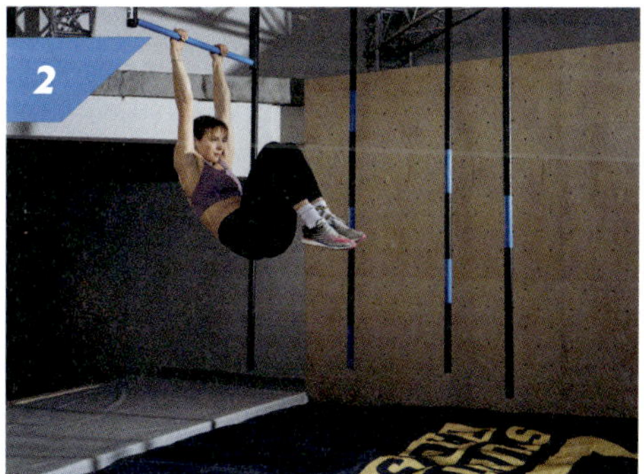


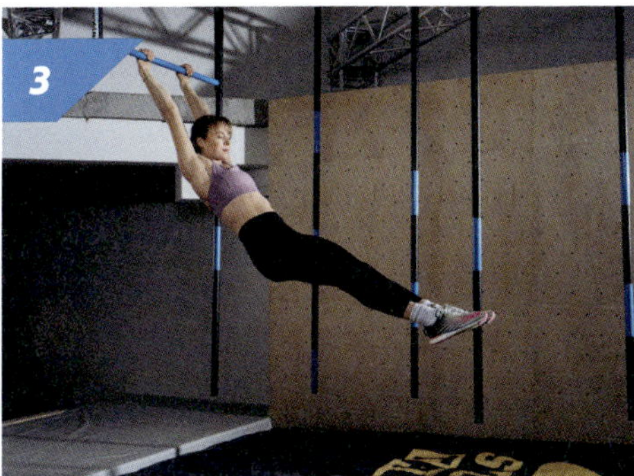


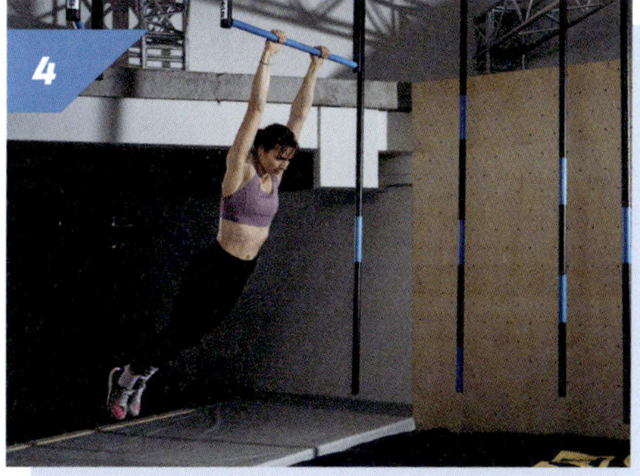

# 180-GRAD-DREHUNG

1. Die Drehung wird durch das Bein und die Hüfte eingeleitet. In die Richtung, in die sich die Hüfte dreht, folgt auch der restliche Körper. Um eine 180-Grad-Drehung beim Schwingen an einer Stange auszuführen, nutze den Schwung, um Bein und Hüfte aktiv in die gewünschte Richtung zu drehen. Dein Körper wird dieser Bewegung folgen, wodurch die Drehung vollendet wird.

2. Beginne damit, während des ersten Schwungs eine Hand zu wechseln. Beim nächsten Schwung wechselst du dann die andere Hand. Dieser koordinierte Wechsel der Hände zusammen mit der gezielten Drehung von Hüfte und Bein ermöglicht es dir, geschmeidig um 180 Grad zu rotieren.

3. Bei einer 180-Grad-Drehung, bei der beide Hände gleichzeitig umgreifen, ist es wichtig, zusätzlichen Schwung aufzubauen. Beide Hände müssen kurzzeitig die Stange loslassen, um effektiv umzugreifen. Dies erfordert mehr Schwung als bei einem versetzten Umgreifen, um sicherzustellen, dass du genug Momentum hast, um die Drehung flüssig und sicher zu vollziehen.

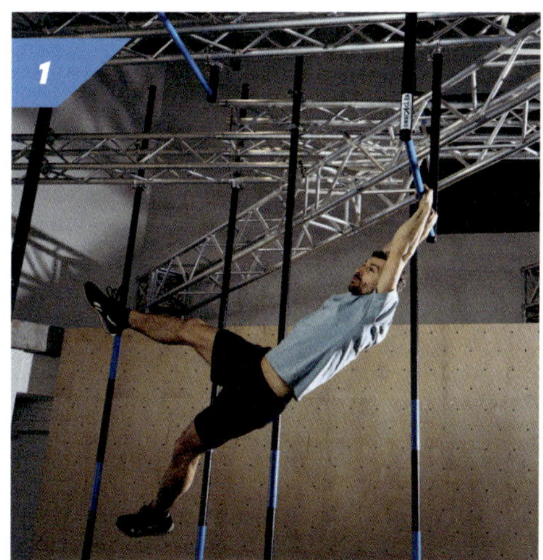
1

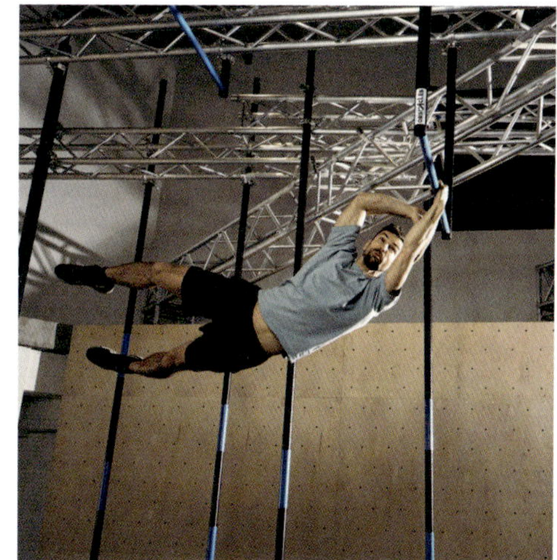

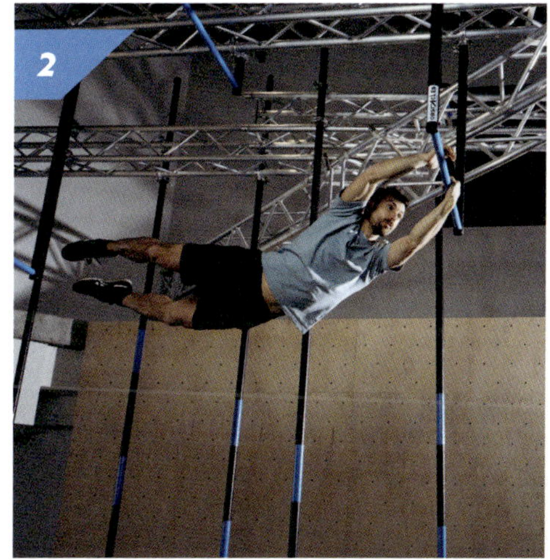
2

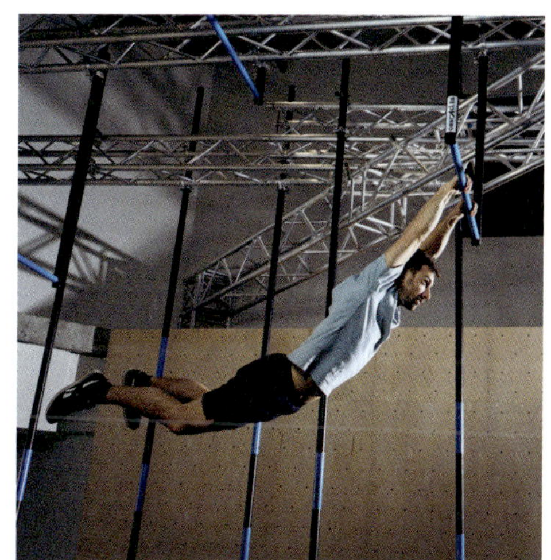

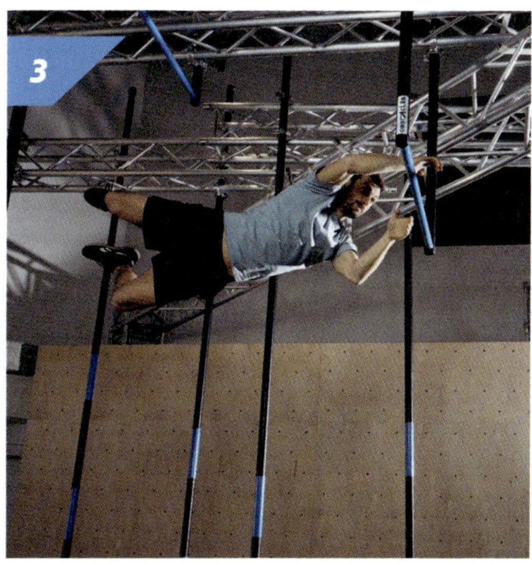
3

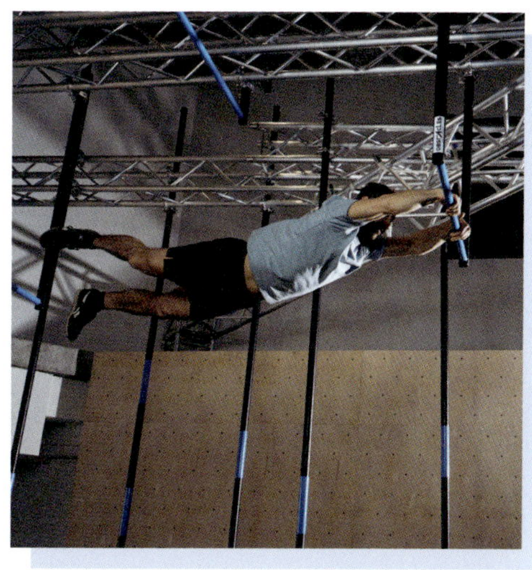

# PRÄZISE LANDUNG AUF EINER MARKIERUNG AM BODEN

Eine ausgezeichnete Übung, um deine Kontrolle und Präzision in der Luft zu verbessern, ist der Absprung aus dem Schwingen mit gezielter Landung auf einer Markierung. Dazu kannst du auf dem Boden verschiedene Entfernungen markieren und entweder durch Würfeln oder nacheinander gezielt verschiedene Felder ansteuern. Diese Übung hilft dir, ein besseres Gefühl für die richtige Krafteinteilung zu entwickeln.

Es ist wichtig, dass du in Vorderlage landest. Achte darauf, dass die Stange nicht zu hoch ist, da sonst das Risiko steigt, auf dem Rücken zu landen.

1. Beim Vorschwung lässt du die Stange los und ziehst dich in Richtung der gewählten Markierung. Stelle dir vor, du »schmeißt« die Stange beim Loslassen hinter dich.

2. Die Beine solltest du dabei gestreckt zur Markierung hinbewegen, um die Präzision deiner Landung zu maximieren.

3. Versuche mit beiden Beinen gleichzeitig zu landen. Gehe dabei auch in die Knie, um die Landung besser abfedern zu können.

**PRO-TIPP**

Hier ein Profi-Tipp, um deine Technik beim Schwingen zu verbessern: Halte deine Arme während des gesamten Schwungs gestreckt. Dies hilft, die Kraft effizient zu übertragen, und stabilisiert deine Bewegung. Gleichzeitig solltest du deine Beine bewusst anspannen, um mehr Kontrolle und Dynamik zu gewinnen. Achte darauf, am höchsten Punkt deines Schwungs, kurz bevor du wieder nach vorne schwingst, deine Hüfte leicht einzuknicken. Dieser kleine Knick erhöht deine Beweglichkeit und ermöglicht eine präzisere Steuerung des nachfolgenden Schwungs.

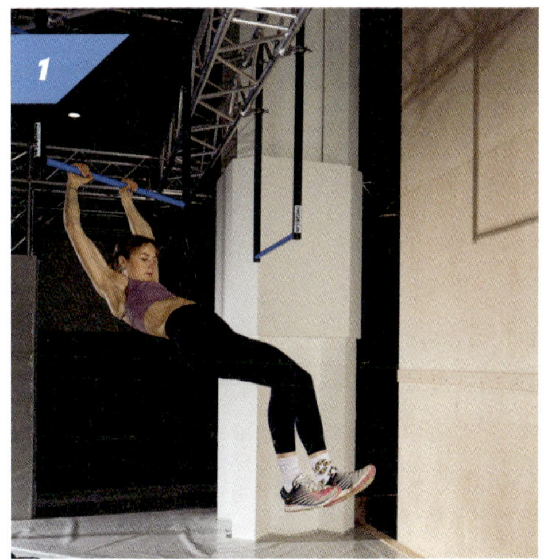
1

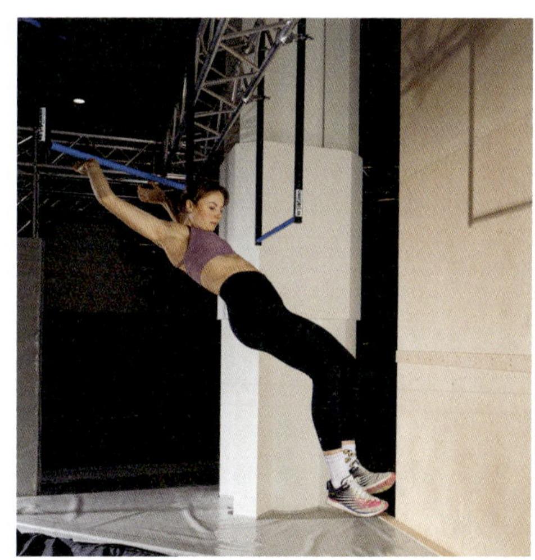

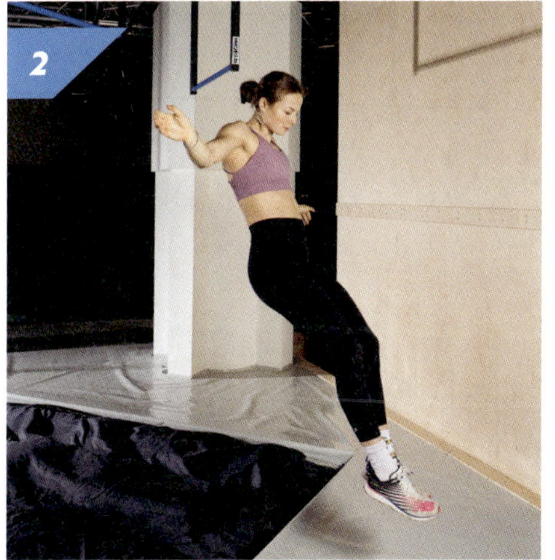
2

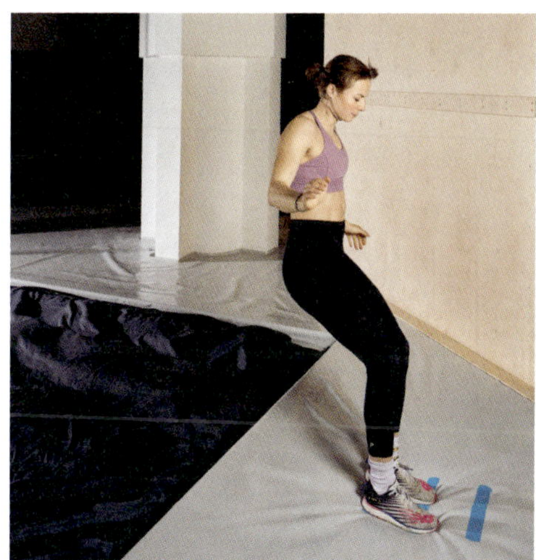

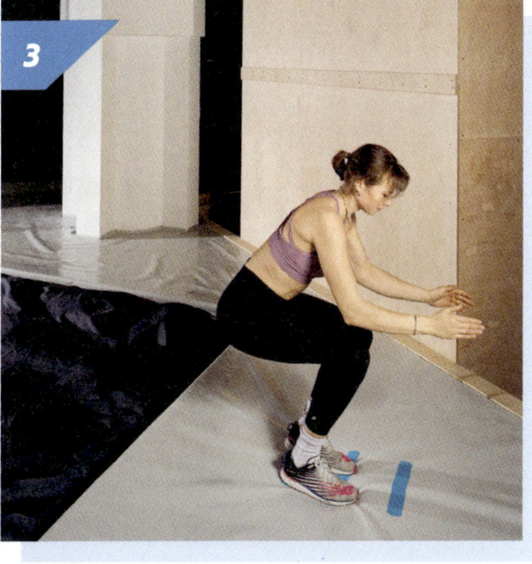
3

# SPRUNG VON STANGE ZU STANGE

1. Die Ausgangsposition für diese Übung ist das Schwingen.

2. Während des Vorschwungs lässt du das Hindernis zuerst mit einer und anschließend mit der anderen Hand los. Ein entscheidender Faktor ist dabei die Hüfte, die eine gewisse Höhe erreichen muss, um den Körper effektiv nach vorne zu bringen. Ziehe kräftig mit den Armen, um den Oberkörper in die Vorderlage zu bekommen. Es ist wichtig, nicht zu spät loszulassen, da du sonst in Rückenlage geraten und unkontrolliert auf den Rücken fallen könntest. Es ist besser, etwas früher loszulassen und sich schrittweise an das perfekte Timing heranzutasten, statt zu spät.

3. Nun fliegst du kurz in der Luft zur nächsten Aufhängung, die du mit beiden Armen gleichzeitig abfängst. Achte in der Flugphase darauf, deine Knie heranzuziehen. Diese Bewegung erfordert nicht nur Kraft in den Armen und Schultern, um den Aufprall abzufangen, sondern auch eine gute Koordination.

4. Achte beim Abfangen darauf, dass deine Arme gespannt sind, um den Schwung sicher und kontrolliert zu absorbieren.

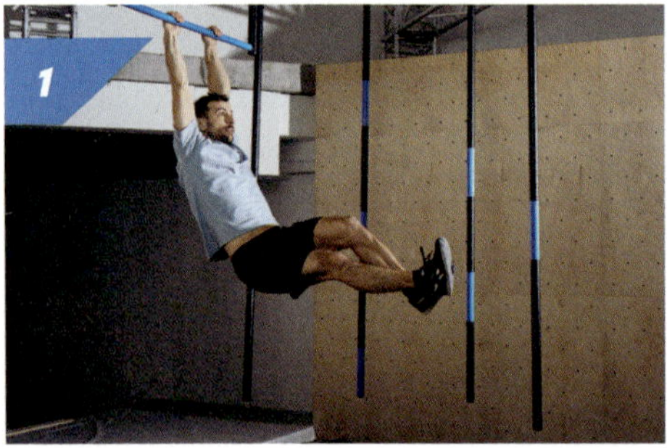


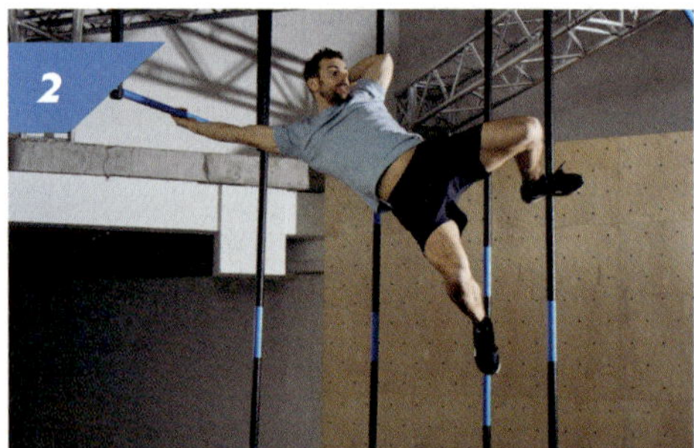


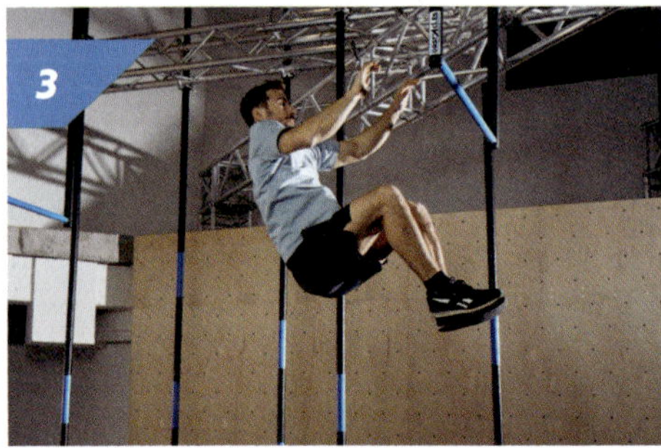


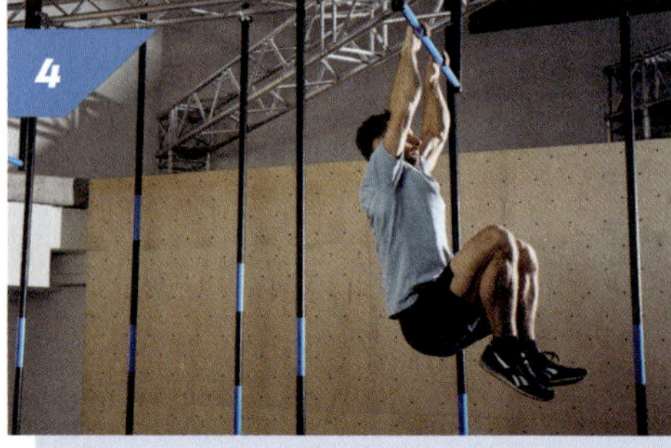

# PRÄZISIONS-SPRUNG

## PRÄZISE LANDEN, PUNKTGENAUIGKEIT UND KONTROLLE IN DER LUFT

Der Präzisionssprung ist eine fundamentale Basisübung im Parkour, die vor allem das präzise Landen auf einer Kante trainiert. Im Ninja-Training bietet diese Übung erheblichen Mehrwert, da sie dir hilft, deine Kontrolle in der Luft und bei der Landung zu perfektionieren. Durch regelmäßiges Üben des Präzisionssprungs entwickelst du ein feines Gespür dafür, wie du deinen Körper während des Fluges steuern und genau dort landen kannst, wo du es beabsichtigst.

## DIE OPTIMALE LANDUNG

1. Für eine sichere und stabile Landung solltest du stets darauf achten, auf dem vorderen Fußdrittel zu landen. Übe dies, indem du dich auf eine Kante wie einen Bordstein, eine Kiste in der Halle oder eine Treppenstufe stellst.

2. Fühle, wie es sich anfühlt, mit dem vorderen Teil des Fußes auf der Kante zu balancieren, gehe leicht in die Knie zur Dämpfung, strecke die Arme nach vorne aus und halte den Körper gespannt.

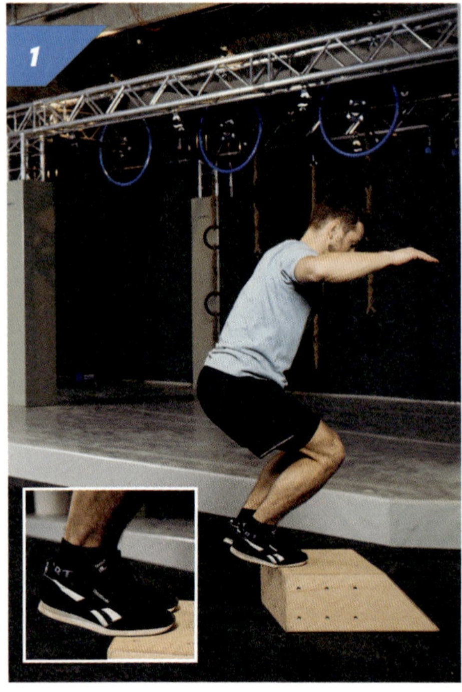


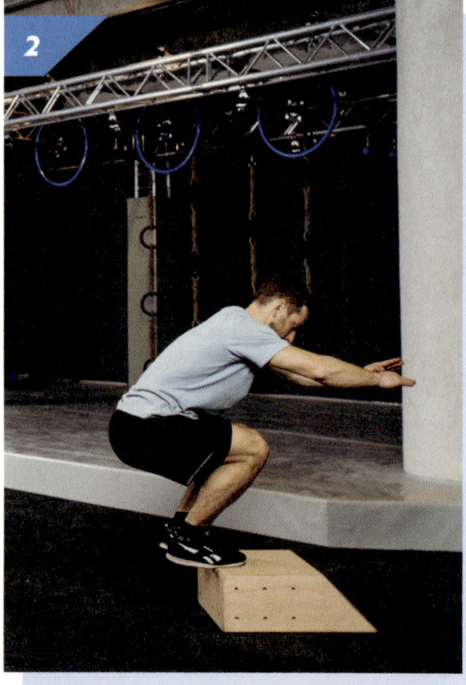

# ABSPRUNG »JACK KNIFE EFFECT«

1. Beginne mit ausgestreckten Armen über dem Kopf. Führe dann die Arme mit einer Schwungbewegung seitlich am Körper nach hinten, um dich für den Absprung bereit zu machen.

2. Klappe dich nun schlagartig auf, ähnlich einem Klappmesser und reiße die Arme während des Absprungs nach vorne. Ziehe in der Luft die Beine an und strecke sie anschließend nach vorne aus, um präzise zu landen.

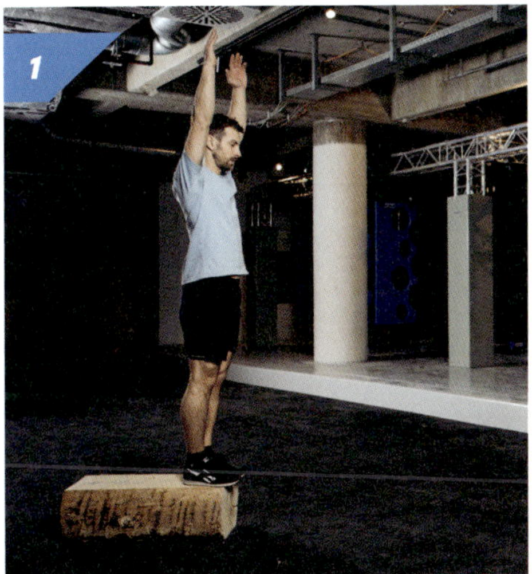
1

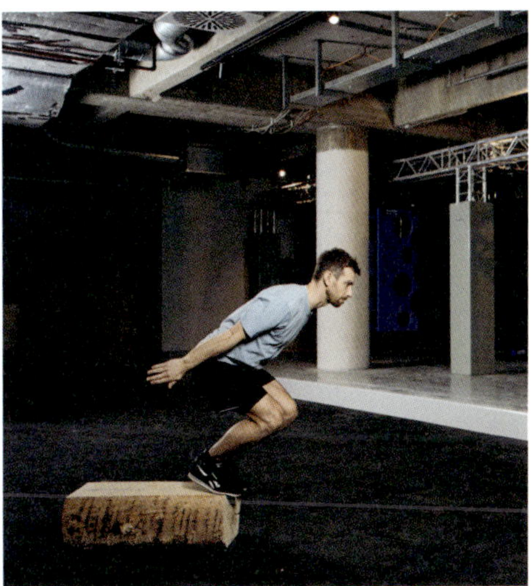

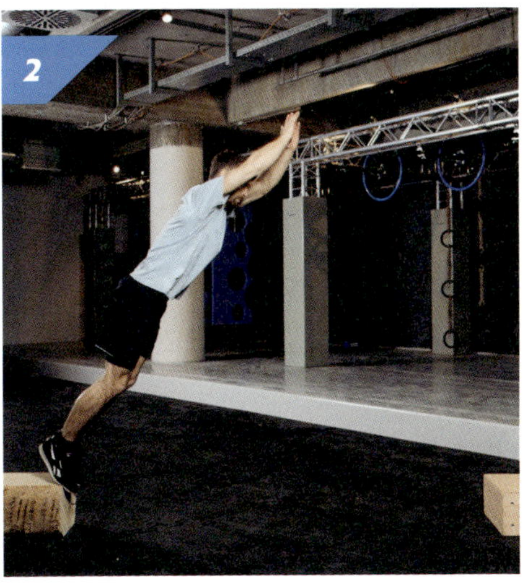
2

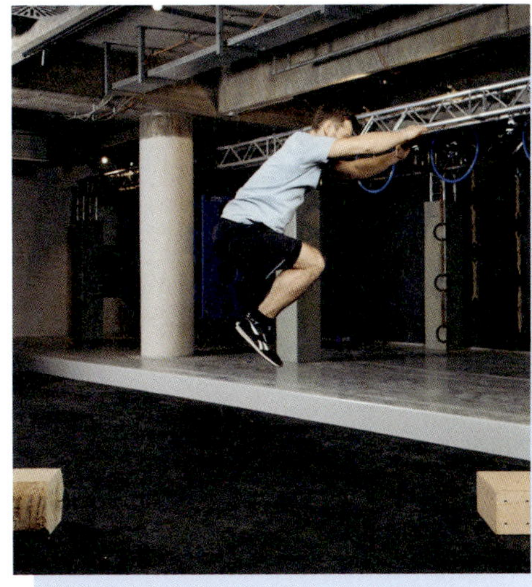

# SPRUNG VON KANTE ZU KANTE

Der Ablauf ähnelt dem zuvor beschriebenen Absprung. Platziere deine Füße korrekt an der Kante, drücke dich kräftig ab und ziehe während der Flugphase die Knie an, um sie dann zielgerichtet nach vorne auszustrecken. Achte bei der Landung wieder darauf, auf dem vorderen Fußdrittel zu landen.

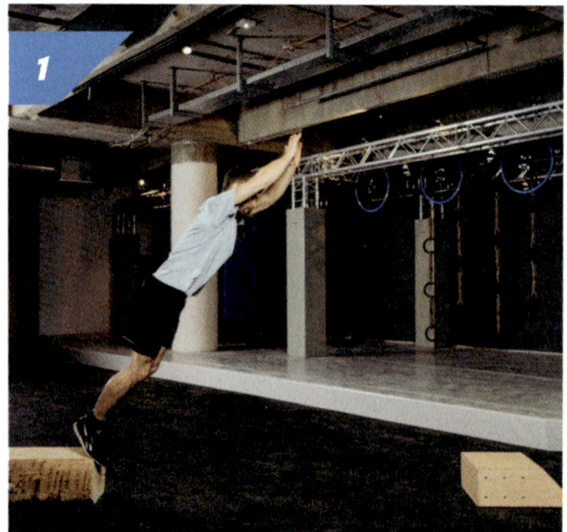


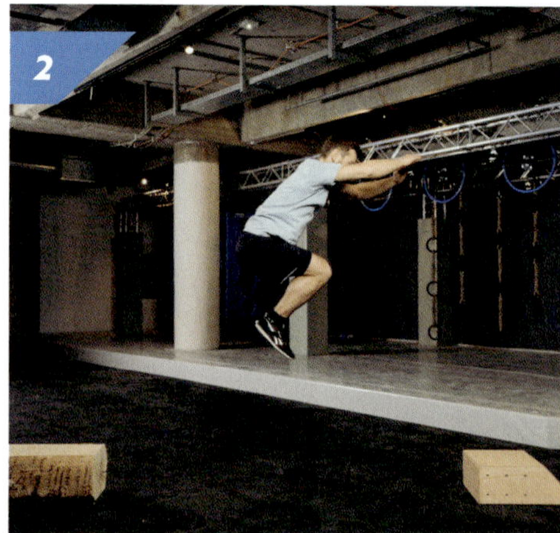


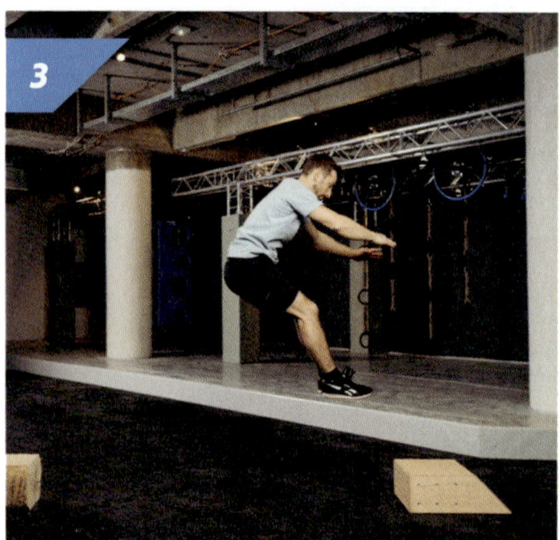


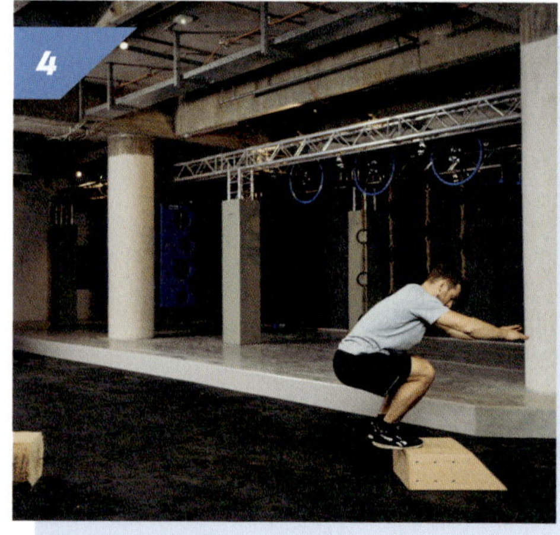

# SPRUNG MIT ANLAUF AUF EINE KANTE

1. Nimm 2 bis 3 Schritte Anlauf und strecke das Schwungbein nach vorne, um die Flugphase zu initiieren.

2. In der Luft bringe beide Beine wieder nebeneinander und ziele mit den Füßen auf die Kante. Die Arme schwingen mit und geben einen zusätzlichen Impuls nach oben.

3. Achte darauf, mit beiden Beinen gleichzeitig auf der Kante zu landen.

**PRO-TIPP**
Konzentriere dich immer zu 100 Prozent auf die Landung. Spanne vor dem Absprung den ganzen Körper bewusst an, um eine maximale Kontrolle und Präzision während des Sprungs zu gewährleisten.

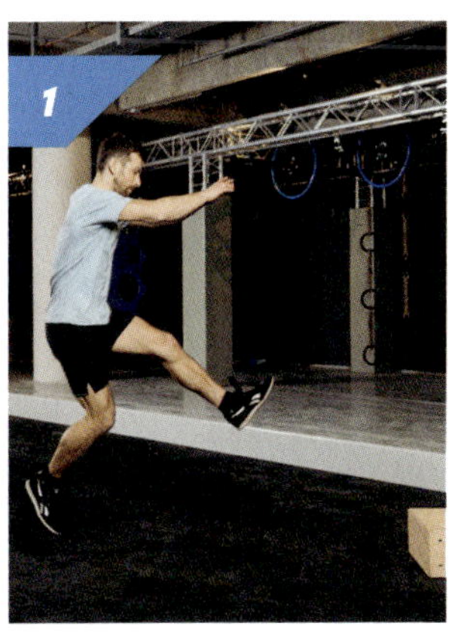


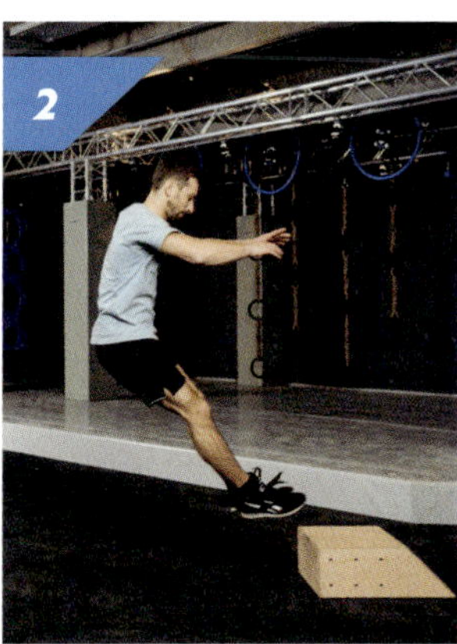


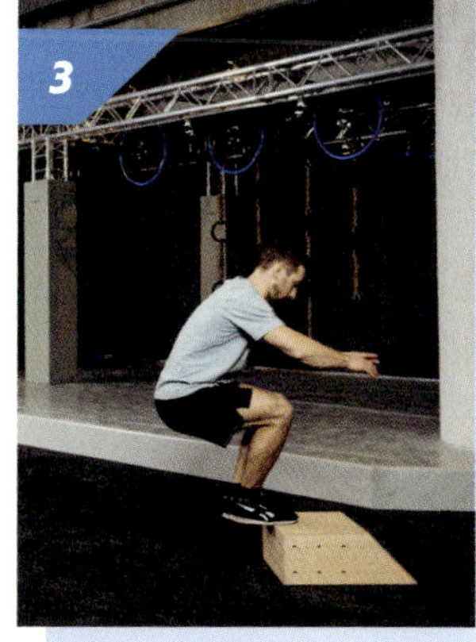

# ARMSPRUNG

## EFFIZIENTES HERANBEWEGEN AN HINDERNISSE

Der Armsprung ist eine grundlegende Technik im Parkour, die nicht nur das effiziente Heranspringen und Festhalten an Hindernissen übt, sondern auch den Greifapparat sowie die Kraft im Oberkörper und Rumpf stärkt. Diese Methode wird häufig verwendet, um an eine Mauerkante zu springen. Wenn diese Grundtechnik einmal beherrscht wird, lässt sie sich auf viele Ninja-Hindernisse adaptieren und bildet ein starkes Fundament für weiterführende Fähigkeiten. Um diese Technik zu meistern, ist es ideal, eine Mauer oder einen Kasten etwa in Brusthöhe zu verwenden.

## DIE LANDEPOSITION

1. Um dich mit der Landeposition vertraut zu machen, beginne damit, dich an die Mauer zu hängen.

2. Platziere deine Handflächen auf der Mauer, strecke die Arme durch und positioniere einen Fuß etwas höher als den anderen. Die Knie zeigen leicht nach außen. Gewöhne dich an das Gefühl, indem du leicht wippst.

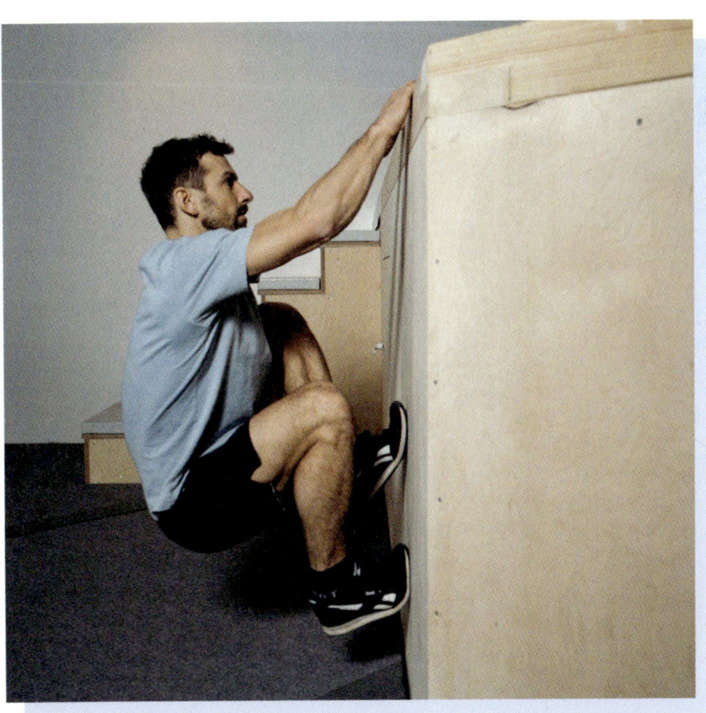

# ARMSPRUNG AUS DEM STAND

1. Nutze dieselbe Technik wie beim Präzisionssprung. Starte in aufrechter Position mit den Händen über dem Kopf und leite den Sprung mit den Armen ein.

2. Springe nun kraftvoll vom Boden ab und ziehe in der Luft die Knie an, um sie nach vorne in Richtung Landung strecken zu können.

3. Achte darauf, dass deine Füße die Mauer zuerst berühren, maximal gleichzeitig mit den Händen, aber niemals sollen die Hände zuerst aufkommen. Halte dabei die Spannung im gesamten Körper.

**PRO-TIPP**

Überprüfe vorab die Rutschfestigkeit der Mauer und entferne mit den Händen den Staub von deinen Schuhsohlen, dies gibt dir zusätzlichen Halt.

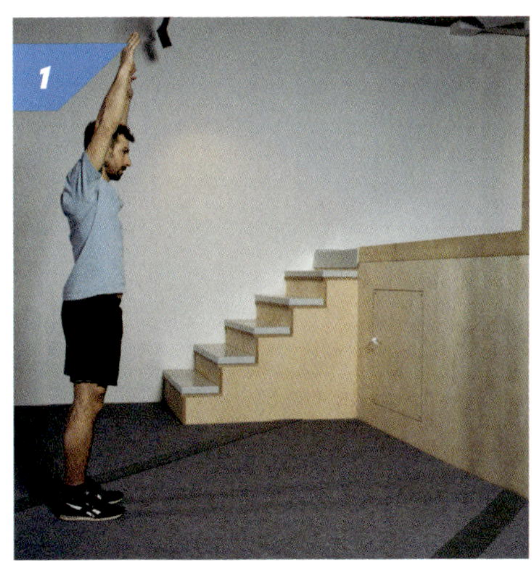
1

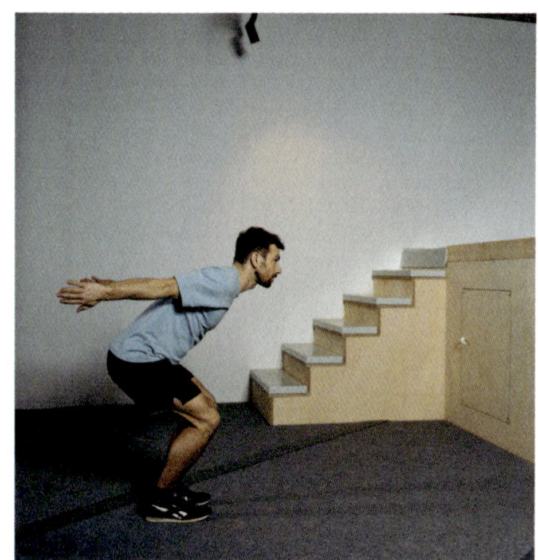

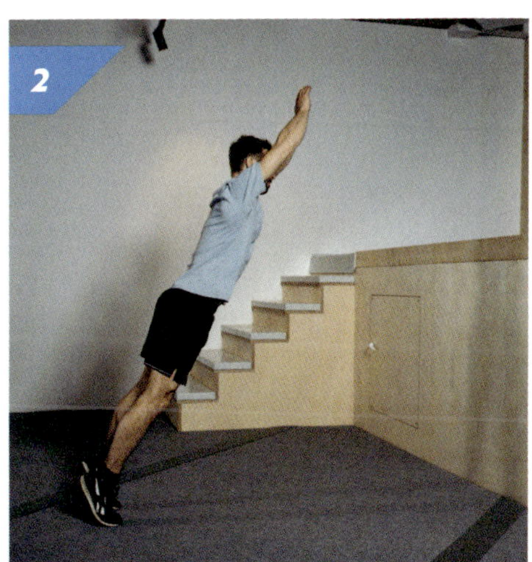
2

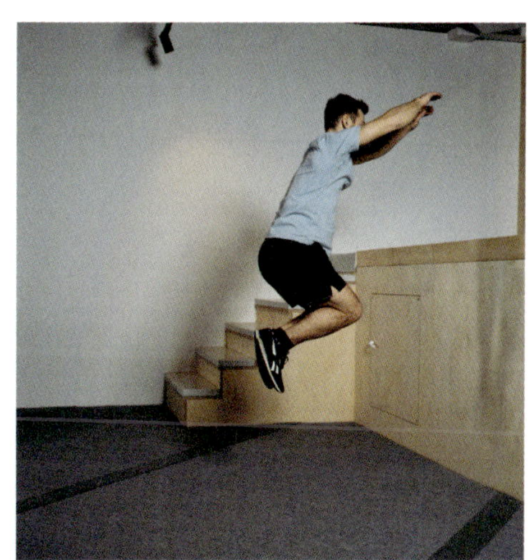

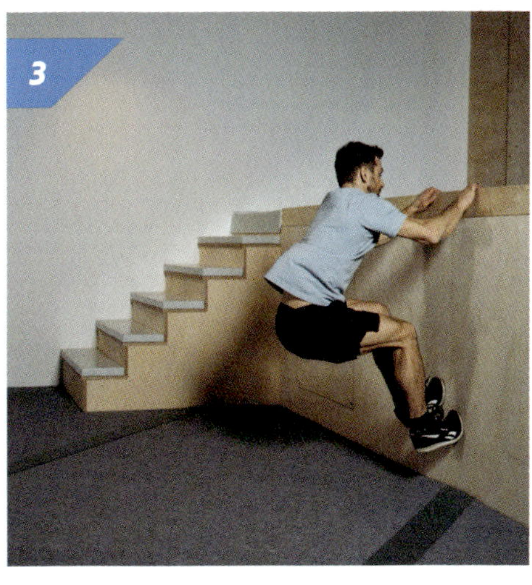
3

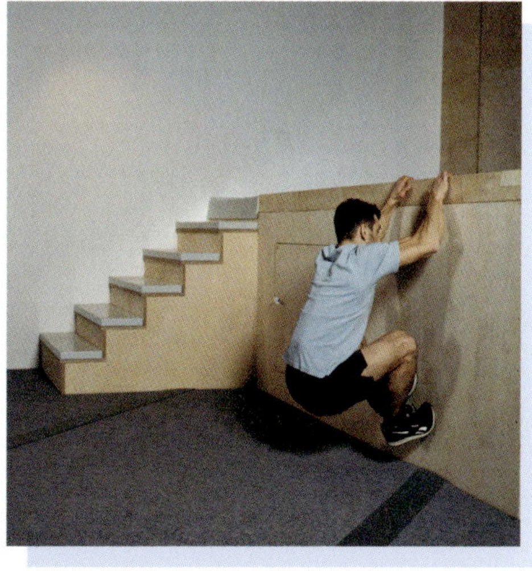

# ARMSPRUNG MIT ANLAUF

Ähnlich wie beim Armsprung aus dem Stand folgt der Armsprung mit Anlauf der Technik des Präzisionssprungs.

1. Nimm einen leichten Anlauf, wirf ein Bein und die Arme nach vorne und behalte die Spannung in der Luft bei.

2. Achte bei deiner Landung darauf, dass deine Füße zuerst die Mauer berühren.

3. Danach folgen die Hände, die die Kante oder den Griffpunkt ergreifen.

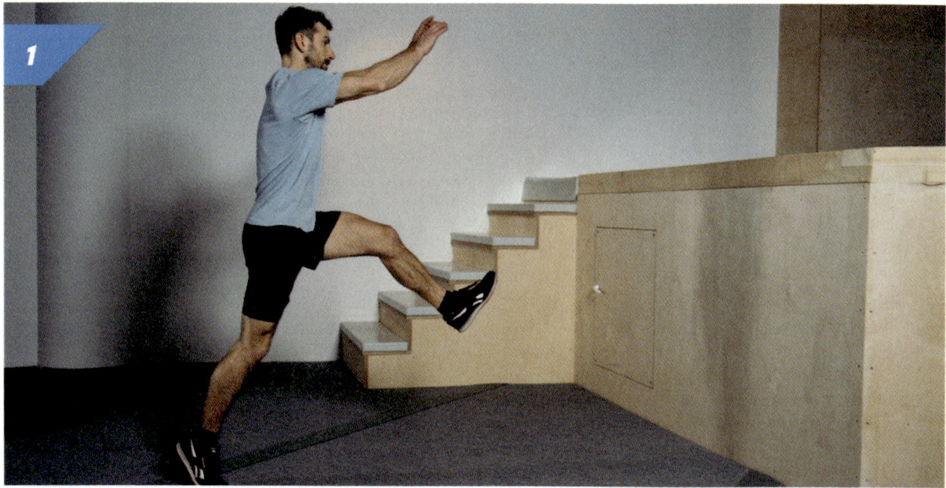


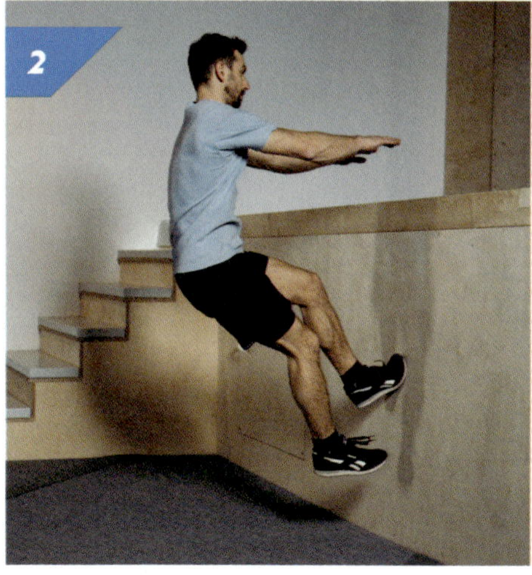


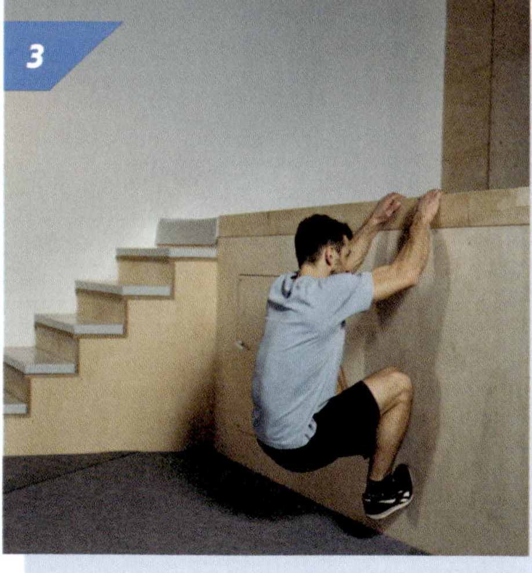

# TRAMPOLIN

## PERFEKTER ABSPRUNG

Im Ninja-Training spielen Mini-Trampoline eine wesentliche Rolle, um dynamisch in die Hindernisse zu springen. Dabei gibt es einige grundlegende Techniken, die du beachten solltest, um deine Sprünge effektiv und sicher zu gestalten.

1. **Feder-Test:** Teste zuerst die Härte des Trampolins, indem du einmal kurz mit dem Fuß kräftig darauf drückst oder leicht darauf federst. Verwende dabei immer deinen Fuß und nicht die Hand, denn mit dem Fuß kannst du mehr Druck ausüben, was dir ein realistischeres Gefühl für die Federkraft gibt.

2. **Gefühl für den Schwung bekommen:** Stelle dich auf das Trampolin und beginne, leicht hoch und runter zu schwingen, um ein Gefühl für den Schwung zu entwickeln. Sobald du dich sicher fühlst, starte mit leichten Sprüngen. Achte dabei darauf, die Spannung in deinem gesamten Rumpf und deinen Beinen zu halten, um deinen Rücken zu schützen.

3. **Strecksprung:** Hast du dich mit dem Trampolin vertraut gemacht, geht es an den Absprung mit Anlauf. Nimm vier bis acht Schritte Anlauf und springe dann in einem flachen Winkel ins Trampolin, da es oft leicht schräg gestellt ist. Es ist wichtig, während des Sprungs die Spannung im Körper zu bewahren, um nicht alle Energie des Trampolins zu absorbieren und effektiv voranzukommen.

4. **Ziellandung auf Markierung:** Um deine Kontrolle und Genauigkeit in der Luft zu trainieren, versuche, auf eine markierte Zielscheibe zu springen. Du kannst verschiedene Linien auf der Matte mit Tape markieren und entweder zufällig oder gezielt diese Linien anvisieren. Diese Technik kann auch für Sprünge an Hindernisse, Stangen oder andere Griffpunkte angewendet werden.

**PRO-TIPP**

**Bevor du vom Trampolin abspringst, um ein Hindernis zu erreichen, solltest du den Griffpunkt genau betrachten und dir vorstellen, wie du greifen wirst. Konzentriere dich dann beim Anlauf zu hundert Prozent auf das Trampolin, um deinen Sprung optimal auszuführen.**

# SPEEDSTEP

## KRAFTSPARENDER AUF- UND ABSTIEG VON OBJEKTEN

Obwohl der Speedstep keine typische Ninja-Bewegung ist, erweist er sich als äußerst effektiv, um sich leichtfüßig und effizient über Hindernisse zu bewegen oder kraftsparend von Plattformen herabzusteigen. Diese Technik ermöglicht es dir, mit minimaler Anstrengung und großer Alltagstauglichkeit verschiedene Barrieren zu überwinden.

## STEP-THROUGH

Beginne damit, langsam über eine Mauer zu steigen, was du mit sehr wenig Anstrengung durchführen kannst. Stütze dich mit einer Hand und einem Bein auf der Mauer ab, platziere den äußeren Fuß auf der Mauer und führe das innere Bein über die Mauer.

Diese Methode ist ideal, um sich an Geländern und kleinen Mauern spielend leicht zu bewegen.

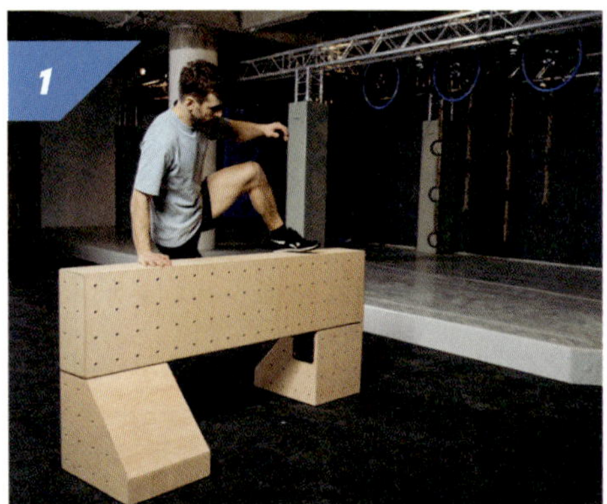


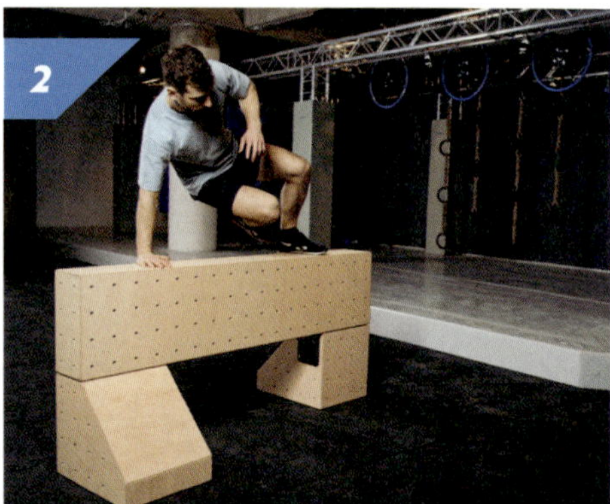


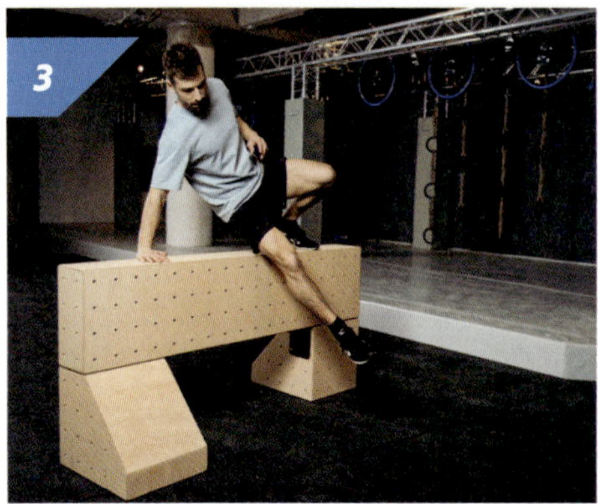


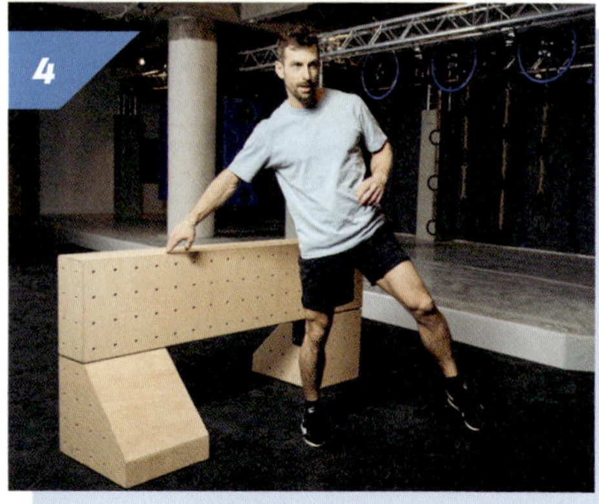

# FUSS-MAUER-KONTAKT VERRINGERN

Erhöhe allmählich die Geschwindigkeit des Step-through, um den Kontakt deines Fußes mit der Mauer immer weiter zu verringern. Arbeite daran, bis du den Fuß nicht mehr auf die Mauer setzen musst und ihn stattdessen in die Luft strecken kannst.

Dieser Übergang macht den Bewegungsablauf fließender und effizienter.

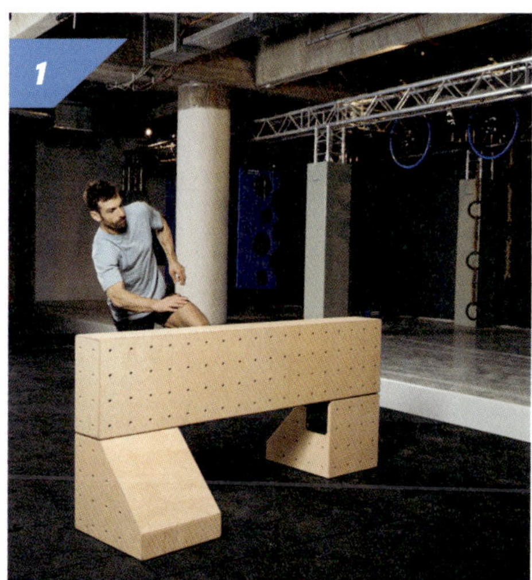


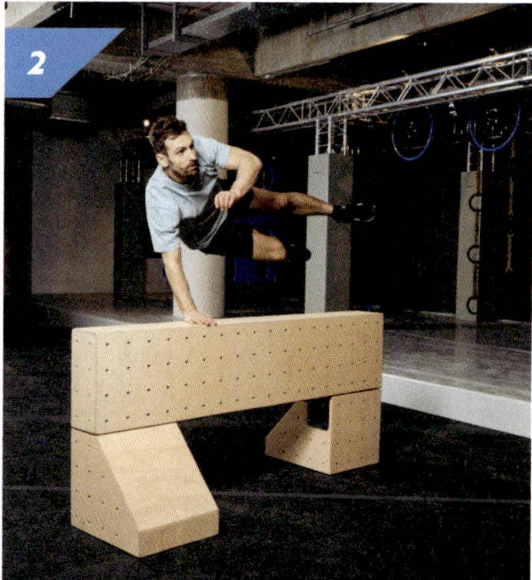


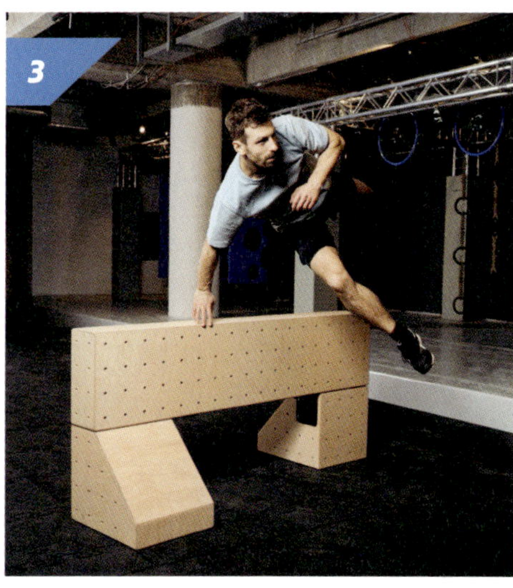


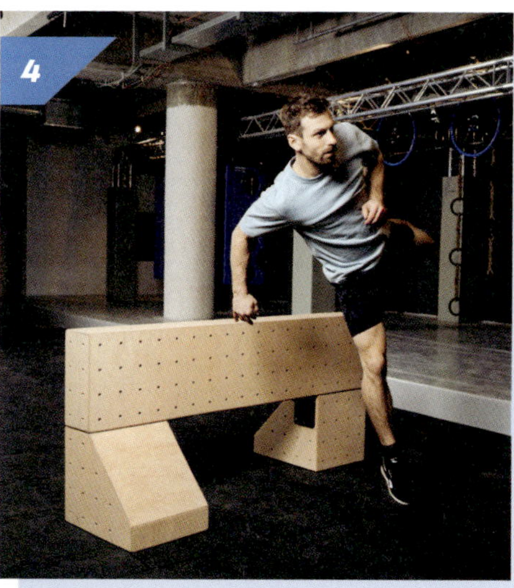

### PRO-TIPP

Führe einen seitlichen Kick mit dem Bein in der Luft aus, um die Balance zu halten und keinen Schwung zu verlieren. Diese zusätzliche Bewegung hilft dir, die Kontrolle über deine Bewegungsabläufe zu verbessern und den Speedstep effektiv in dein Training zu integrieren. Mit diesen Schritten kannst du die Speedstep-Technik schrittweise verbessern und in deine Hindernisbewältigungen einbauen, was dir ermöglicht, Hindernisse mit mehr Geschwindigkeit und weniger Kraftaufwand zu überwinden.

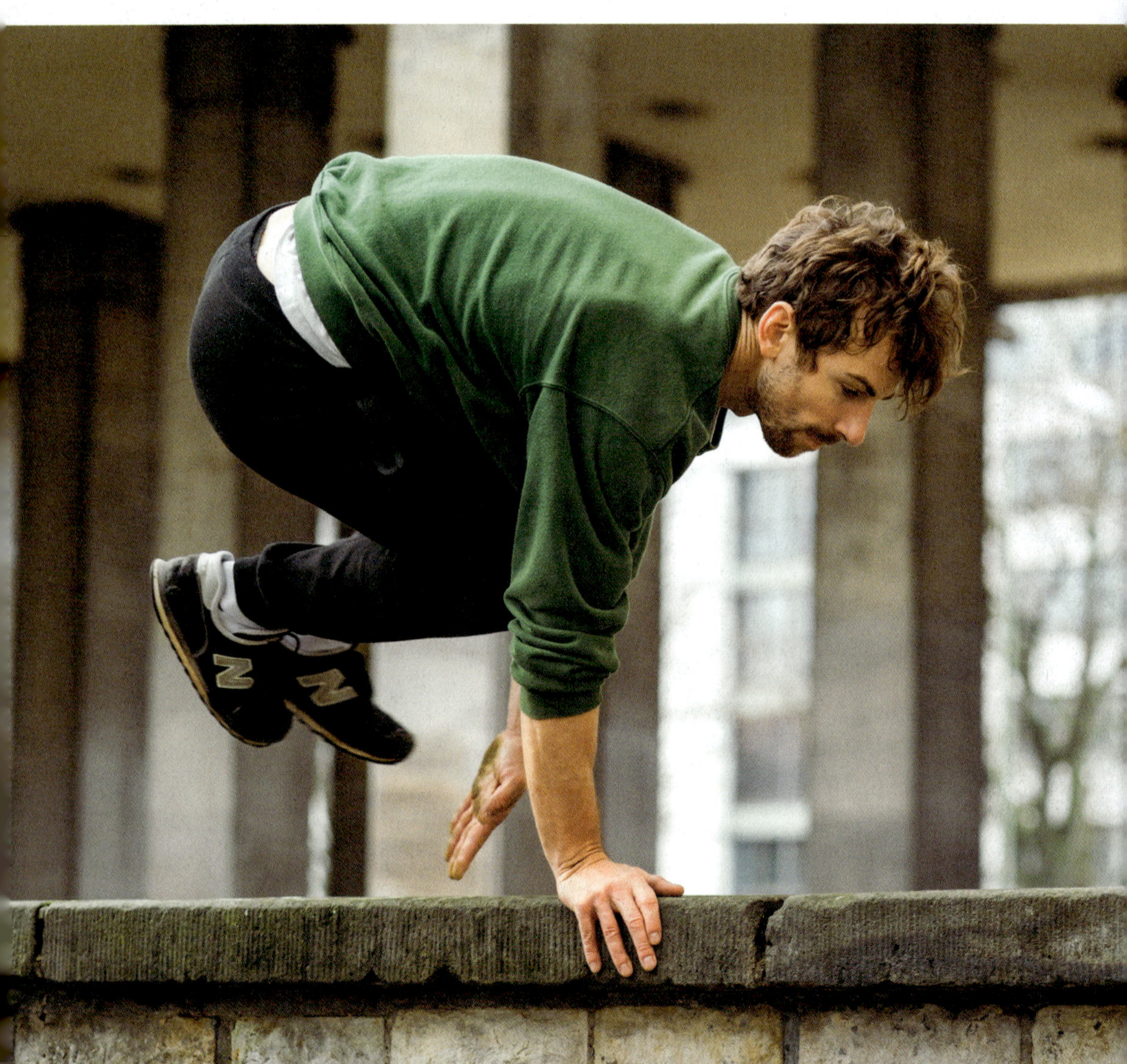

# DIE WAND

## ÜBERWINDUNG DER WARPED WALL

# DIE WAND MEISTERN

Im Gegensatz zu einer geraden Wand ist die Wand im Ninja-Training gebogen.

1. Wenn du vor der Warped Wall stehst, schaue zuerst mit einem Blick nach oben die Kante an, das Ziel, wo du hin willst. Konzentriere dich erst dann auf die nächsten unmittelbaren Schritte.

2. Der wohl häufigste Fehler, der passieren kann, ist, dass du die Biegung übersiehst und geradewegs in die Wand rein rennst. Das ist der Knackpunkt, du musst der Biegung, quasi der Wölbung, nach oben folgen und gleichmäßig an ihr entlang rennen.

3. Richte anschließend den Blick nach oben und greife mit den Händen an die Kante,, sobald diese in Reichweite ist.

4. Beim Ausstieg nach oben versuchst du, ein Bein über die Kante zu bekommen, um dich so nach oben zu ziehen. Oder du versuchst, deinen Oberkörper über die Kante zu bekommen, um dich auf die Plattform legen zu können und so den restlichen Körper nach ziehen.

## CLIMB-UP

Der Climb-up ist eine fortgeschrittene Bewegung im Parkour, die es dir ermöglicht, schnell und effizient über hohe Hindernisse wie Wände zu klettern. Diese Technik ist besonders nützlich, da sie dir hilft, nach einem Wallrun nahtlos weiterzumachen, ohne den Schwung oder die Geschwindigkeit zu verlieren. Der Climb-up ist nicht nur ein Indikator für körperliche Stärke, sondern auch für technisches Verständnis im Umgang mit deinem eigenen Körpergewicht und der Umgebung. Er verbessert deine Fähigkeit, Hindernisse dynamisch und effizient zu überwinden, was ihn zu einer unverzichtbaren Fertigkeit für jeden Parkourläufer macht.

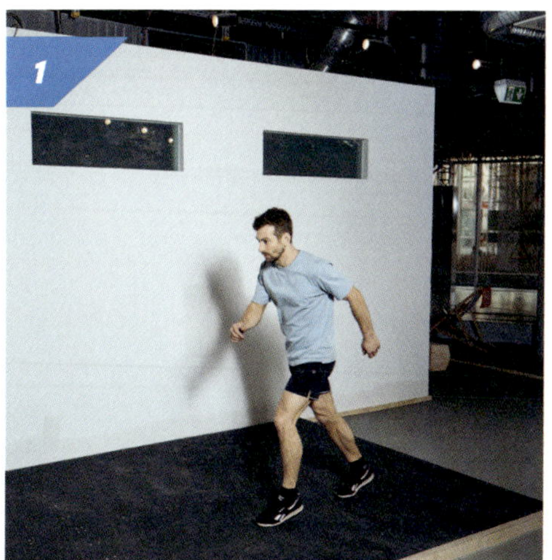
1

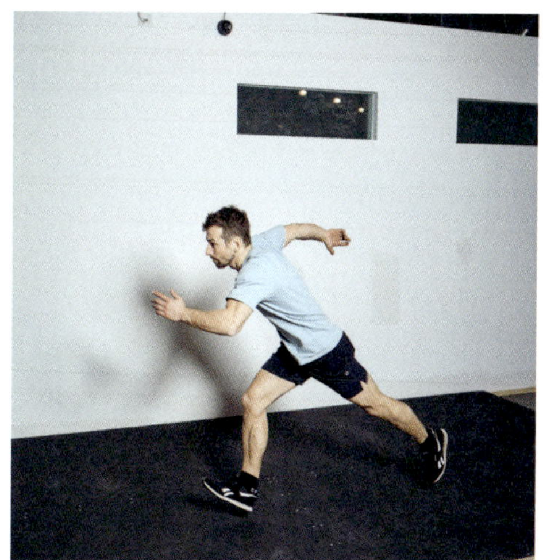

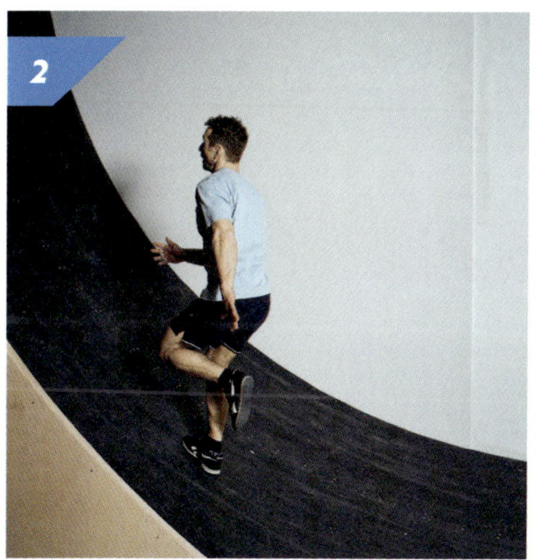
2

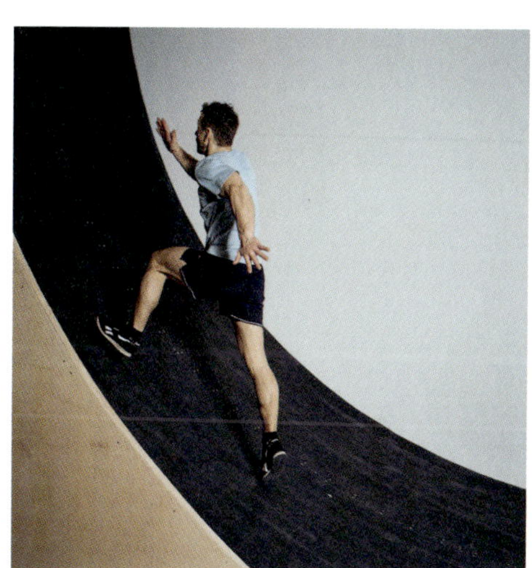

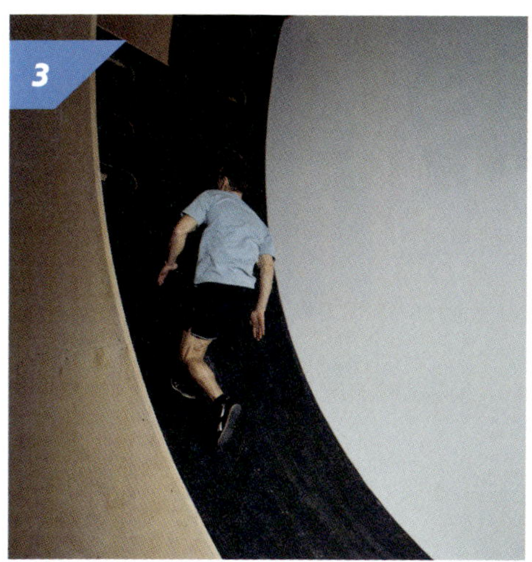
3

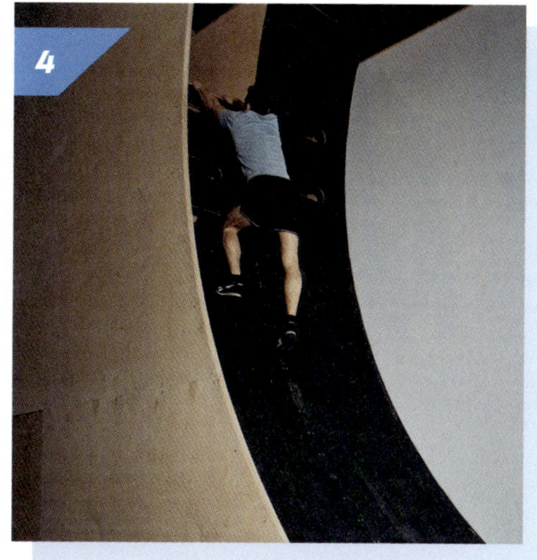
4

# DIE HIMMELS-LEITER

## EIN IKONISCHES ELEMENT BEI NINJA WARRIOR

In der Welt von *Ninja Warrior* stellt die Himmelsleiter ein ikonisches und fortgeschrittenes Hindernis dar, das Athleten auf die Probe stellt und sowohl körperliche Stärke als auch geschicktes Timing erfordert. Dieses Hindernis besteht aus einer Serie von Sprossen, die entweder vertikal oder leicht schräg angeordnet sind, wobei die Teilnehmer sich von Sprosse zu Sprosse nach oben arbeiten müssen.

Neben einigen Spielereien gibt es zwei gängige Techniken, die Himmelsleiter zu überwinden. Eine verbreitete Methode ist die Krafttechnik. Hierbei führt der Athlet einen Klimmzug durch und verwendet dann einen kraftvollen Ruck, um die Stange nach oben auf die nächste Sprosse zu bewegen. Diese Technik erfordert erhebliche Oberkörperkraft und präzises Timing, um sicherzustellen, dass jeder Zug effektiv ist und die Stange sicher in die nächste Halterung eingeführt wird. Diese Methode ist besonders effektiv bei festeren Sprossen, wo wenig Spielraum für Fehler besteht.

Die zweite gängige Technik nutzt Schwung, um die Himmelsleiter zu meistern. Dabei schwingt der Athlet seinen Körper vor und zurück, um Momentum aufzubauen. Im optimalen Moment des Schwungs zieht der Athlet die Hüfte kraftvoll nach oben und nutzt das erzeugte Momentum, um die Stange eine oder mehrere Sprossen höherzubewegen. Diese Technik erfordert weniger rohe Kraft als die erste Methode, setzt jedoch ein gutes Gefühl für Rhythmus und Timing voraus, um den Schwung effektiv zu nutzen.

Beide Techniken erfordern Übung und technisches Verständnis und sind entscheidend für den Erfolg bei diesem anspruchsvollen Hindernis.

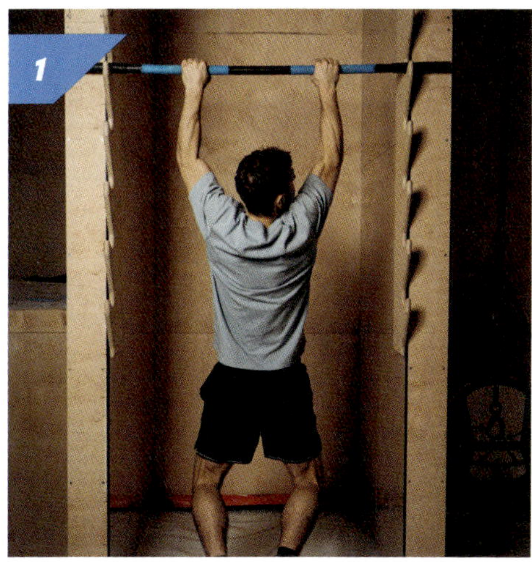


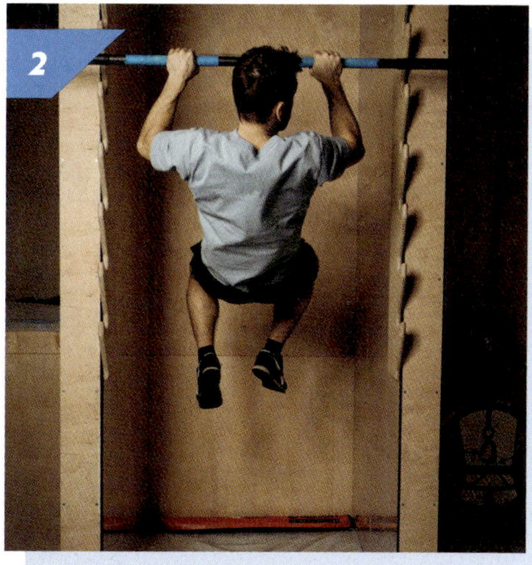

# MEISTERE DIE SPECIAL SKILLS

Diese Grundlagen und Techniken bereiten dich optimal auf die vielseitige und kreative Welt der Ninja-Hindernisse vor. Konzentriere dich in jedem Training auf ein bis zwei spezielle Übungen. Zu viele unterschiedliche Bewegungen auf einmal können überwältigend sein und es schwierig machen, sie effektiv zu verinnerlichen. Sobald du eine Bewegung sicher beherrschst und dein Bewegungsrepertoire erweitert hast, beginne damit, einzelne Bewegungen zu sogenannten Runs zu kombinieren. Eine mögliche Methode ist, die Techniken nacheinander auszuführen, indem du beispielsweise mit einem Speedstep über ein Hindernis springst und direkt danach zu einem Sprung an eine Stange übergehst.

Diese Herangehensweise hilft dir, die Bewegungen nicht nur einzeln zu meistern, sondern auch, ihre Anwendung in schnellen, fließenden Sequenzen zu üben.

# PROGRAMM

## WERDE EIN NINJA – 3-MONATIGE COMMITMENT CHALLENGE

Willkommen zur Commitment Challenge! In diesem Dreimonatsprogramm geht es darum, deine Fitnessroutine zu festigen und deinen inneren Schweinehund zu besiegen. Das klare Ziel: Drei Monate lang wöchentlich mindestens fünf der sechs Workouts durchführen, um sowohl deine körperliche als auch mentale Stärke zu trainieren. Du solltest fünf Routinen durchführen und kannst die sechste als Bonus zusätzlich einplanen, falls du mehr machen möchtest, ganz nach dem Gesetz der Minimalkonstanz.

Es handelt sich um genau die Workoutroutinen, die du in Kapitel 3 kennengelernt hast:

- Stumpf ist Trumpf
- Statische Trainingsroutine
- Dynamische Kraftroutine
- Ausdauertraining
- Balanceübungen
- Mobilitätsroutine »Aktiviere deinen Körper von Kopf bis Fuß«

Du kannst natürlich auch mehrere Workouts an einem Tag absolvieren; um eine Kontinuität zu schaffen, empfehle ich dir allerdings, diese fünf Workouts auf drei bis fünf Tage aufzuteilen. Dieser Selbstwettkampf fordert deine Disziplin und Engagement und verlangt, dass du diesen Workouts Priorität in deinem Alltag einräumst. Bereite dich darauf vor, deine Grenzen zu testen und eine neue Stufe der Fitness zu erreichen. Im Verlauf dieses Buches hast du grundlegende Workouts und Routinen kennengelernt, die deinen Körper ganzheitlich fit für den Ninja-Sport machen. Jetzt setzt du diese in einen strukturierten Rahmen. Warum eine Commitment Challenge? Ich lade dich ein, dir selbst ein Versprechen zu geben: Ziehe das Programm mindestens drei Monate durch, um sowohl physische Resultate zu sehen als auch eine Gewohnheit zu etablieren. Menschen brauchen sechs bis acht Wochen, um sich an neue Habits zu gewöhnen – aufgerundet sind das drei Monate. Da ein solches Ziel genauso schnell vernachlässigt wird, wie es gesetzt ist, will ich dir einige Motivationen mit auf den Weg gehen.

Drei starke Motivationen, die dir helfen dranzubleiben:

- Ein wesentlicher Faktor, der dir hilft dranzubleiben, ist das Gesetz der Minimalkonstanz, das du ja bereits kennst. Deshalb solltest du das Maß bewusst nicht zu hoch ansetzen, um Demotivation zu vermeiden und die Einstiegshürde niedrig zu halten. Daher beginnst du mit fünf relativ kleinen Workouts, die jederzeit intensiviert werden können. Wenn du dann doch mehr machst als die angegebene Anzahl, ist das wie ein Bonus und kann als Extrapunkt angesehen werden.

- Um die Sichtbarkeit und das Engagement zu fördern, habe ich einen »Habit-Tracker« entworfen. (Wo du diesen findest und wie du mit ihm arbeitest, erkläre ich dir auf Seite 187 im Abschnitt über den Habit-Tracker.) Diesen kannst du ausdrucken und an die Wand hängen, um nach jedem Workout einen Haken zu setzen. Dies hilft dir, stets motiviert zu bleiben und deine Fortschritte sichtbar zu machen. Eine Belohnung am Ende der Challenge kann weiteren Antrieb bieten, jedoch ist es wichtig, dass der Hauptantrieb dein persönliches Wachstum ist. Denn hinter jeder Herausforderung, der du dich stellst, steckt ein Mehrwert, der deine Persönlichkeit stärkt und deinen Horizont erweitert. Was könntest du also nach diesen drei Monaten noch alles erreichen?
- Eine dritte und ebenfalls sehr effektive Methode, um deine Ziele zu erreichen, ist es, dein Versprechen an dich selbst mit anderen zu teilen. Sprich darüber und lade Freunde ein, dich verbindlich zu halten. Eine weitere Möglichkeit ist, dich selbst dabei zu filmen, wie du dir dein Versprechen gibst. Diese Aufnahme kann in Momenten mangelnder Motivation wie ein echter Energiekick wirken, besonders wenn dein »früheres Ich« direkt zu dir spricht.

**PRO-TIPP**

Verfasse eine »Absichtserklärung«, in der du genau formulierst, was du erreichen möchtest, bis wann und warum. Ein Beispiel könnte so lauten: »Ich, [dein Name], verpflichte mich hiermit, ab dem [Startdatum] bis zum [Enddatum], jede Woche fünf Workoutroutinen durchzuführen, weil ich durch diese Herausforderung wachse und stärker werde. Ich kann das!« Du kannst deine Erklärung noch konkretisieren, indem du genau festlegst, welche Workouts du machen wirst, an welchem Ort, an welchen Wochentagen und zu welcher Uhrzeit. Diese präzise Planung kann dir helfen, deine Ziele noch verbindlicher und realisierbar zu machen.

# DEIN PLAN FÜR DIE NÄCHSTEN DREI MONATE

Die Commitment Challenge bietet dank ihrer flexiblen Skalierbarkeit optimale Bedingungen für jedes Fitnesslevel. Egal, ob du als Sportanfänger die Grundlagen des Krafttrainings erlernen oder als erfahrener Sportler deine Grenzen erweitern möchtest, diese Challenge passt sich deinen Bedürfnissen an. Je stärker und agiler dein Körper wird, desto einfacher meisterst du Ninja-Hindernisse und Alltagsbewegungen. Dein Körper wird zu einem starken, verlässlichen Werkzeug.

Hier sind einige einfache Schritte, um deine Commitment Challenge optimal zu starten:

- Notiere die Workouts in deiner eigenen Sprache auf ein Blatt Papier, damit du sie leicht verstehen und umsetzen kannst und schnell griffbereit hast.
- Skaliere die Workouts auf dein Niveau. Beginne mit einer nicht zu überfordernden Intensität und passe sie nach Bedarf an, basierend auf deiner Reflexion nach jedem Workout. Du kannst Intensitätsstufen über Wiederholungszahlen, die Dauer der Intervalle, Pausenzeiten oder durch die Geschwindigkeit der Ausführungen anpassen.

Für jede Routine gibt es verschiedene Anpassungsmöglichkeiten:

- Anpassung von Stumpf ist Trumpf: Justiere die Anzahl der Übungen so, dass du sie am Stück und sauber ausführen kannst.
- Anpassung der statischen Routine: Wähle eine Zeitdauer, in der du eine vollständige Körperspannung ohne Durchhängen halten kannst.
- Anpassung der dynamischen Kraftroutine: Erhöhe die Zeit, falls du während des Workouts nicht ins Schwitzen kommst.
- Ausdauertraining: Wähle aus Disziplinen wie Laufen, Radfahren, Rudern oder Schwimmen. Ziel ist es, dich mindestens 30 Minuten zu bewegen. Nach oben ist es natürlich offen und nicht begrenzt.
- Balanceübungen: Finde ein Balance-Hindernis wie eine wackelige Plattform oder eine feste Stange, und balanciere mindestens zehn Minuten, wobei du Beine und Seiten wechselst. Du kannst diese Übung auch als kleine Alltagspause betrachten, um für zehn Minuten alles liegen und stehen zu lassen und komplett abzuschalten.

- Mobilitätsroutine: Höre auf deinen Körper und achte darauf, welche Bereiche mehr Aufmerksamkeit benötigen, ob Verspannungen gelöst oder Schmerzpunkte behandelt werden müssen.
- Drucke den Habit-Tracker aus und platziere ihn an einem Ort, an dem du ihn leicht sehen kannst. Dies wird dir helfen, deine Fortschritte täglich im Blick zu behalten.
- Lege ein Start- und Enddatum fest und verfasse eine Absichtserklärung. Definiere klar, was du erreichen möchtest und warum, damit deine Ziele greifbar und motivierend bleiben.
- Beginne dein Abenteuer. Nutze die erste Woche, um die Intensität deiner Workouts zu evaluieren. Dies ist der perfekte Zeitpunkt, um festzustellen, ob die aktuelle Herausforderung passend ist oder ob Anpassungen nötig sind, um sie entweder zu steigern oder zu reduzieren.
- Kommuniziere die Challenge mit einem guten Freund, der dich verbindlich hält.
- Mit diesen Vorbereitungen legst du den Grundstein für eine erfolgreiche und zielorientierte Trainingsperiode.

# HABIT-TRACKER

m-vg.de/link/ninja

Hier ist dein Habit-Tracker, den du dir ausdrucken kannst und am besten an eine Stelle hängst, an der du oft vorbeikommst. Das Prinzip ist einfach, nach jedem absolvieren Workout machst du ein Häkchen am jeweiligen Tag in der Zeile des beendeten Workouts. Die Zahlen oben sind für die Tage des jeweiligen Monats, in dem du anfängst.

# SCHLUSSWORT

Ich möchte noch mal kurz auf die wesentlichen Aspekte dieses Buches eingehen und sie auf den Punkt bringen. Du hast nicht nur einen Einblick in die grundlegenden Disziplinen des Ninja-Trainings und Parkours erhalten, sondern auch eine Vielzahl von praktischen Übungen und mentalen Ansätzen kennengelernt, die dir helfen, deine physischen und mentalen Grenzen zu erweitern. Die Bedeutung der persönlichen Entwicklung durch ständige Herausforderungen und das Überschreiten eigener Grenzen möchte ich nochmals betonen. Dabei geht es nicht nur um körperliche Fitness, sondern auch um mentale Stärke und die Überwindung von Hindernissen – mangelnde Motivation kann auch ein Hindernis sein, diese gilt es ebenfalls zu überwinden.

Diese Philosophie spiegelt sich in den vielfältigen Trainingsansätzen wider, die Flexibilität und Anpassungsfähigkeit fördern und dich ermutigen, regelmäßig aus deiner Komfortzone herauszutreten – alles Aspekte, die einen guten Ninja ausmachen.

Ein weiteres Schlüsselelement ist die Gemeinschaft oder die »Ninja-Familie«. Der Austausch mit Gleichgesinnten und das gegenseitige Unterstützen sind grundlegende Aspekte, die das Ninja-Training prägen. Diese sozialen Interaktionen stärken nicht nur die persönlichen Bindungen, sondern fördern auch das gemeinsame Wachstum und Lernen.

Technik und Kraft sind zwei Säulen des Ninja-Trainings. Du hast gelernt, dass die Balance zwischen diesen beiden Aspekten entscheidend ist, um effektiv trainieren zu können. Die Technik hilft dir, Bewegungen effizienter und sicherer auszuführen, während die Kraft dir die nötige Energie liefert, um schwierige Hindernisse zu überwinden und deinen Körper stabil zu halten.

Zu guter Letzt der mir wichtigste Punkt, dass Fitness und ein aktives Leben eine bewusste Entscheidung sind, die kontinuierliche Anstrengung erfordert. Trainiert sein ist kein Zustand, den man einmal erreicht und dann beibehält, sondern eine Lebensweise. Dein Körper ist dein lebenslanger Begleiter, und es liegt an dir, wie du ihn formst und stärkst. Bleibe geduldig und erzwinge nichts, denn der Aufbau einer nachhaltigen Basis braucht Zeit, und diese Investition in deine Gesundheit und dein Wohlbefinden begleitet dich dein ganzes Leben lang. Je nachdem, was du dir als Ziel gesteckt hast, darf es zwar, aber muss es auf keinen Fall ein Extremsport sein. Kontinuierliche minimale Anstrengung hat auf lange Sicht einen enormen Effekt.

Dein Körper kann ein starkes Werkzeug sein, das dir erlaubt, vielfältige Erfahrungen zu machen und Herausforderungen zu meistern, oder er kann dich limitieren. Die Wahl, wie du deinen Körper nutzt und stärkst, liegt bei dir. Ich habe mich entschieden, mein Leben mit Bewegung, Abenteuer und Freude zu füllen. Dies erfordert kontinuierliche Anstrengung in Bezug auf Ernährung, Training und eine spielerische Einstellung zum Leben. Wofür entscheidest du dich?

# WEITERFÜHRENDE INFORMATIONEN

- Tutorials und mehr auf dem YouTube-Kanal von Benni Grams: www.youtube.com/bennigrams
- Podcast »Bewegung & Lebensfreude« von Benni Grams: www.youtube.com/@BenniGrams/podcasts
- Podcast »Training ohne Limit« von Silvan Schlegel und Hendrik Senf: trainingohnelimit.de/#podcast
- Ninja-Hallen: lets.ninja/ninjahallen
- Ninja-Sport deutschsprachiger Raum: Rankings, Competitions, News und mehr unter lets.ninja
- Lesetipp: Schlegel, Silvan: *Back in the game – dein Programm für den optimalen Wiedereinstieg: Wie du Sportverletzungen selbst behandelst und zu deiner Leistungsfähigkeit zurückfindest.* riva Verlag, 2024
- Lesetipp: Nestor, James: *Breath – Atem: Neues Wissen über die vergessene Kunst des Atmens | Über das richtige Atmen und Atemtechniken.* Piper, 2021
- Lesetipp: Starrett, Kelly und Cordoza, Glen: *Werde ein geschmeidiger Leopard.* riva Verlag, 2016

# ÜBER DEN AUTOR

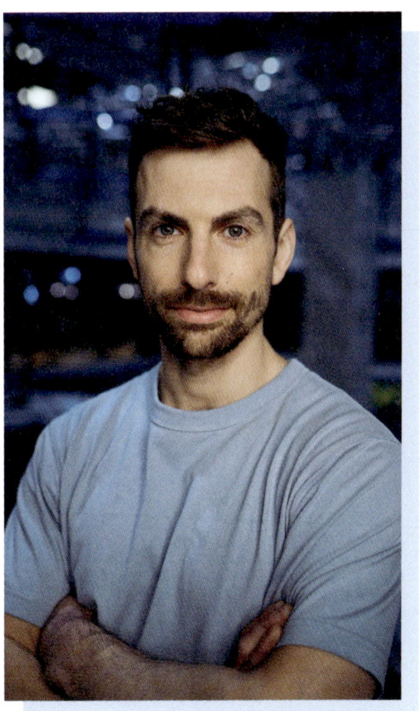

Benni Grams, geboren 1992, entdeckte bereits früh seine Leidenschaft für Bewegung und Abenteuer. Seit 2006 begeistert er sich für Parkour und ist seit 2012 als professioneller Athlet tätig. Mit Auftritten in Werbekampagnen, als Sportmodel und in TV-Shows wie *Ninja Warrior* und *Catch!* erreicht er ein Millionenpublikum.

Benni lebt seine Liebe zur Natur und zum Sport voll aus, erweitert seine Aktivitäten auf Bouldern, Wandern, Trailrunning und verschiedene Outdoorabenteuer. Er glaubt fest daran, dass durch bewusstes Handeln und Perspektivwechsel persönliche Grenzen überwunden und persönliches Wachstum erreicht werden können.

# ÜBUNGSREGISTER